しんどい毎日を
手放す
「心の回復力」
の高め方

上野恵利子
公認心理師 看護師

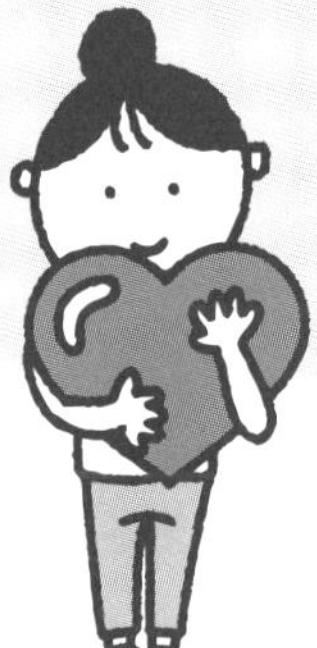

プロローグ

以前、私が看護師として勤めていた精神科病院にこんな患者さんがいました。

小学生のお子さんが2人いる女性で、夫は単身赴任。ほぼ家にいませんでした。

反抗期の子どもをワンオペで育てていると、心も体も疲れて、しんどくなって、自ら命を絶とうとしました。

幸いすぐに発見されて救急搬送。体はどこにも異常はなく、

「もう自らの命を絶たないように、心が落ち着くように」と精神科に入院しました。

2日もすると、

「入院して落ち着いた。自分がいないと子どもが心配だし、子どものために頑張りたいと思えるようになったから、早く退院したい。早く子どもたちと過ごしたい」

と言うようになりました。

主治医は「もう少しゆっくりしてからの方がいいのでは?」と説得しましたが、彼女の気持ちは変わりません。

1週間後、ニコニコ笑顔で「お世話になりましたー!」と退院していきました。

その1か月後、彼女は命を絶ちました。


なぜ彼女は命を絶ってしまったのだろう。あんなに子どものために頑張るって前向きになって、元気を取り戻していたのに。

人は、子どものために頑張ろうという目標だけがあってもダメなのかもしれない。

そのときに強く思いました。

しんどいときにどうやり過ごそう、誰に頼ろう、と考えておく。

元気なときに、心の余裕や余白も考えながら生活する。そんなふうに、自分で自分を助けるセルフケアができないと、本当に回復したとはいえないのではないか、と思いました。


精神科の現場では、泣いてわめいて入院してきた人も、ご飯を食べられないほど落ち込んで入院してきた人も、だいたいは元気になっていきます。

退院の前には、「しんどいときにどうするか」のリストを一緒に作りました。

仕事でミスをして落ち込んだときはどうする？

上司に怒られて凹んだときはどうする？

友だちのSNSがキラキラしすぎて、見るとしんどいときはどうする？

人によって対処法は違いますが、その人にありそうな「こんなときどうする？」の対処法をあらかじめ一緒に考えて書いておきます。通称「お助けリスト」です。

退院のときには

「おめでとうございます。お別れは寂しいけど、もうここに戻ってこなくていいようにこのお助けリストを見て、早めにセルフケアしてくださいね」とお伝えしていました。

多くの人の役に立つ「お助けリスト」があったらいいのに。

いつの日か、そんなことを考えるようになりました。

◎「心の回復力」があれば、落ち込むことが怖くなくなる

大失恋、仕事での失敗、上司からの叱責、大学入試や資格試験での不合格、人間関係でのギクシャク……。

誰にでも起こる可能性がある出来事です。

あなたにも経験があるかもしれませんね。

ただ、直面した経験は同じでも、あるいは似ていても、その後の状態は異なっています。すぐに立ち直って前に向かって進んでいける人もいれば、逆にどんどん気持ちが落ち込む人もいます。

両者の違いは何でしょう？

ズバリ「心の回復力」の差です。

「心の回復力」とは、落ち込んだときに元の心の状態まで戻る力のことです。

すぐに前に向かって進んでいける人は、心が鋼鉄のように強そうに見えますが、そうではありません。実は一度落ち込んでいます。

けれど、心の回復力が高いから、すぐに元の心の状態に戻って、何ごともなかったかのように前に進んでいけます。

「心の回復力」を持ち合わせていない場合はどうしたらいいか？

ごもっともな質問ですが、実は、コレ誰にでも等しく備わっています。

ただ、使っていないと弱ってしまったり、使い方を忘れてしまったりしているだけ。

そのせいでいつまでも落ち込みが続いてしまうのです。

たとえば、海に飛び込んだとします。

浮かび上がり方がわかる人は、すぐに海面まで浮かび上がってきます。でも、その方法がわからないと、なかなか海面までたどり着けません。

それと同じです。

本書では皆さんの中に持っている「心の回復力」を思い出させ、高める方法をお伝えします。「心の回復力」の高め方がわかれば、落ち込むことが怖くなくなります。すぐに元の心の状態に戻ってこられるからです。


そう、「元の心の状態」まで戻れれば、いいのです。

いつもポジティブな自分でないのなら、無理してポジティブにならなくていい。

いつも以上に元気になる必要もありません。

自分が「心地よい」と思える場所に戻ればいいだけです。ただそれだけ。

「自己肯定感を上げる」とか、「ポジティブになる」といった無理なプレッシャーは不要です。落ち込む前の、いつものあなたに戻ればそれでOK！

◎「心の回復力」を高めるメリット

心の回復力を高めておくと次の8つのメリットがあります。

〈「心の回復力」を高めると得られる8つのメリット〉

❶失敗が怖くなくなる
❷色々なことに挑戦できるようになる
❸他人と比較しなくなる
❹人間関係を気にしすぎなくなる
❺ストレスフリーになる
❻自分がどう思うかにフォーカスできるようになる
❼そのままの自分を受け入れられるようになる
❽自分らしく生きられる

ひとことでいえば、
「**自分の人生を生きられる**」ようになります。
すると、世界が今よりもずっと輝いて見えます。驚くほどに。

◎こんな人に読んでほしい

本書では、精神科の看護師として働いた経験や、公認心理師として多くの方の相談に乗ってきた経験をもとに、「心の回復力」を手に入れるための具体的なメソッドをお伝えしていきます。

どんなに落ち込みやすい人でも、いま落ち込んでいる人でも、「心の回復力」を高められます。

もう少し具体的に本書の対象となる人をいえば、

- **心が落ち込んでつらい人**
- **なんだかモヤモヤしている人**
- **夫婦関係がうまくいかない人**
- **パートナーが嫌で嫌でしょうがない人**

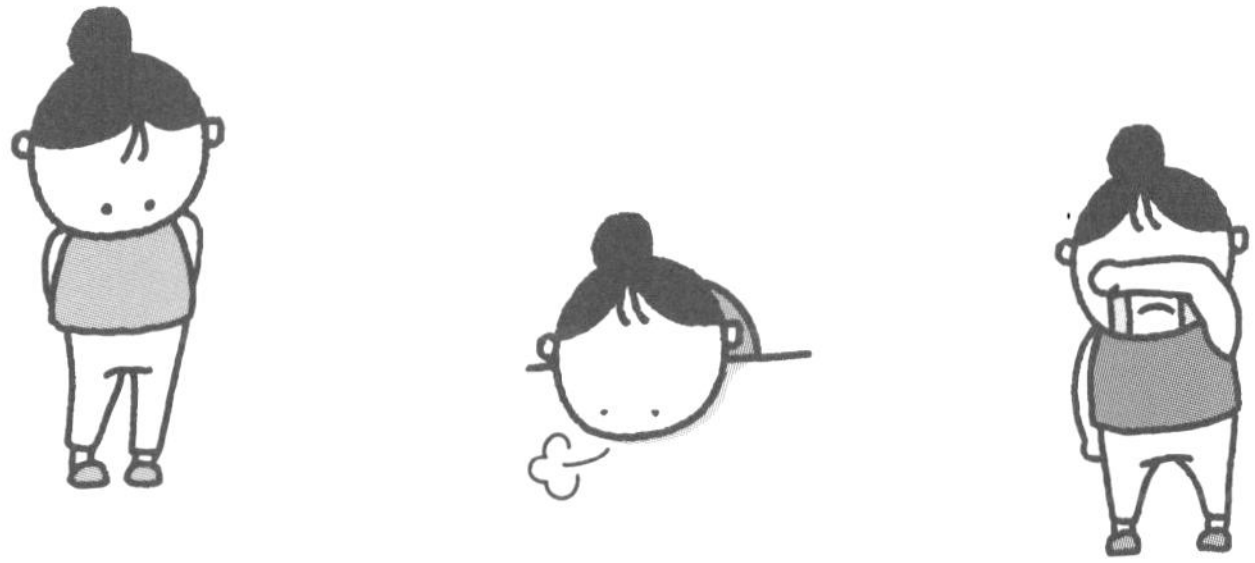

- 気分が下がりがちな人
- 休むと居場所がなくなると思って、仕事を休めない人
- 「人に迷惑をかけてしまった」と、くよくよしすぎて夜眠れない人
- ひとり反省会をしちゃう人
- いい子でいるのをやめられない人
- 不安がいっぱいで仕方ない人
- 普段の荷物が多い人
- 占いにはまりがちな人
- 自分には居場所がないと感じている人

などです。自分を変えるヒントがたくさんあります。

事例を盛り込みながら、わかりやすく立ち上がるコツをお伝えします。立ち上がるコツがわかれば、落ち込むことが怖くなくなります。本書では、大事なことは繰り返し述べています。前にも書いてあったなと思ったら、立ち上がるための

大事なポイントだと思ってください。

本書によって、皆さんの明るい未来へのお手伝いができたら、これ以上幸せなことはありません。

２０２４年1月　上野恵利子

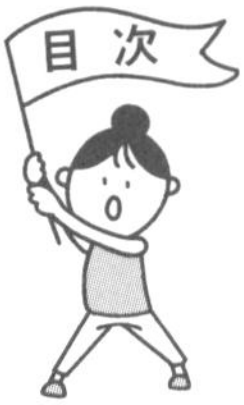

しんどい毎日を手放す「心の回復力」の高め方

2章　人には心の回復力を下げるクセがある　45

1章

なぜ心の回復力が必要なのか

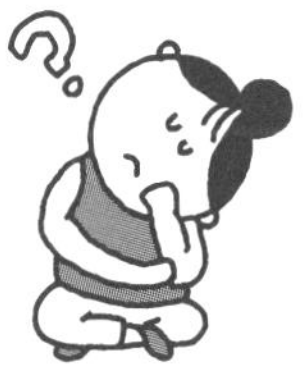

落ち込んだときは「元の自分に戻る力」さえあればいい

日々の暮らしには、「落ち込む」場面がたくさんあります。

コールセンターで注文受け付け業務中、運悪くお客様からのクレームの電話を取ってしまった。自分が悪いわけじゃないのに怒られてひたすら謝る。どんより気分が落ち込む。

上司から頼まれた商品の発注を再び間違えてしまい、「またやっちゃった」と気持ちが落ちる。

些細なことで、家族とまたケンカをしてしまった。しょんぼり。

みなさんにも経験はありませんか?

そんなとき、強い味方になってくれるのが「心の回復力」です。

心の回復力＝心が落ち込んだときに元の自分に戻る力のこと

ゴムボールに力を加えて凹んでも、手を離せば元どおりになるのと同じで、ストレスで心が落ち込んだときも、元に戻ろうとする力がある。それが心の回復力なのです。

自己肯定感を上げる必要はありません。

ポジティブ思考になる必要もありません。

ネガティブが居心地よければそれでよし。

心が落ち込んだとしても、いつもの自分（自分の居心地のいい場所）に戻れれば、OKなのです。

落ちグセがあるから、どんどんへこむ

そもそも人は、なぜ、落ち込んでしまうのでしょうか。

人によって「落ちグセ」があるからです。

「今日は携帯を忘れて出かけてしまった。私って本当にダメ。失敗ばかりして、目も当てられない。こんな私は絶対にみんなから嫌われている」

ひとつ失敗をしただけなのに、ダメ出しを畳みかけてしまう。

あるいは、

「今日は疲れているから、電車で座れたらいいなと思ったのに、座れなかった。なんか私、ついていない。しかも、友人からのSNSの返信もない。銀行で通帳記入してくるのを忘れてしまったし……。まったくついていない1日だ」と考えてしまう。

よく考えれば、ついていなかった（たまたま運がよくなかった）のは、たったひとつ「電車で座れなかった」ことだけなのに、自分であれこれカウントして、「今日は三連発ダメな日だ」と決めつけてしまうのです。

「落ちグセ」があると、どんどん自分で気持ちを下げてしまいます。ちょっと気持ちが落ちたときに、気にし続けないと自分の気持ちが済まない状態になってしまっているのです。

周りを見ていると、誰でも、ちょっとした失敗はあるし、ついていないことは起きています。あなただけではなく、みんなに平等に起こっています。日常的に波があるにしても、みんなに「同じ」ように起こっていると思います。

違うのは、事象が起きたあとの対処の仕方です。受け止め方、受け流し方といってもいいでしょう。

何かよくないと思うことが起きたときには、多くの人は気持ちが落ちるものでしょう。その後、気持ちをすぐに変えられる人と、そうじゃない人（気持ちを変えられない人）がいます。

要するに、失敗したり、ついていないことが降りかかってきたりしたときに、気持ちを変えられれば、それだけでよいのです。

自己肯定感を無理に上げようとするから苦しくなる

落ち込みがちな人は、落ち込まないように「自己肯定感を上げるといい」という説があります。

自己肯定感とは、「ありのままの自分を肯定する、好意的に受け止めることができる感覚」のことです。他人と比較するのではなく、そのままの自分を認め、尊重し、自己価値を感じることができる心の状態を指します。

自己肯定感が高いと、自分のいる環境や能力などとは関係なく自分を受け入れ、自信を持つことができます。自分のことが好きで自分には価値があると思えるようになります。

その逆は、「自分には価値がない」「自分に起こることをネガティブにとらえる」ことで、こうした傾向の人は「自己肯定感が低い」といわれます。

私自身は、自分を否定的に捉えがちで、マイナス思考になりやすいタイプ。つまり、自己肯定感が低い人です。


ある精神科医が、「自己肯定感を上げる」方法を書いていました。

「寝る前にその日に起こったいいことを3つ書きなさい」というものでした。

それくらいなら私にもできるかなと思ってためしてみました。

はじめのうちはサクサク書けました。

「仕事がうまく進んだ」

「新人ナースの指導がうまくいった」

「帰りの電車で座れた、ラッキー」

「今日は先輩に褒められた」

「最後のひとつだった玉子が買えた」

「今日買ったお弁当がすごく美味しかった」

という感じです。しかし、私にとってのいいことは2週間と続きませんでした。

そのうちに、

「今日のお弁当が美味しかった」

「お肉が美味しかった」

「イチゴが美味しかった」

「今日は天気がよかった」

と美味しいものと天気のことばかり書くようになりました。


そうなると、もともと自己肯定感が低いせいで余計に落ち込んでしまって、「私にはこれくらいしかいいことがない。書くようないいことは何も起こらない。やっぱり自分はダメだ」と思うようになりました。

書けば書くほどに自己否定に陥って、どんどん辛くなり、書くことが苦痛に感じました。自己肯定感を上げるはずのワークが、逆に自分を追い詰めていたのです。

もう書くのはやめよう、と思いました。

◎自己肯定感は低いままでも大丈夫

この体験から、自己肯定感を上げる難しさが身に沁みました。

無理に自己肯定感を上げようとしなくていい。低いままでもいいのではないか、と考えるようになりました。

「ダメな自分だけど、今日も何とか仕事を終えられた。まっ、いっか」

「ダメな自分だけど、今日も無事に終わって、ご飯も食べられている。それでいいじゃない」

無理にいいところを探すのではなくて、ありのままの自分をそのまま受け止める。目の前のことをありのままに受け止める。

それでいいのだと思いました。

◎どんなにいい薬であっても合う人と合わない人がいる

テンションが低いと、自己肯定感が低く思われがちですが、低いままでいいのです。

お笑い芸人さんでも、劇団ひとりさんやオードリーの若林正恭さん、バカリズムさんは、決してテンションが高い人ではないと感じます。

「とても明るくて、元気」ではないけれど、テンションが低いのが素。その状態が、ご本人たちにも心地よく、楽なように見えます。

無理に「元気いっぱい」「前向き」「テンション高い」状態にすることはなく、自分の居心地のいい場所、いいテンションに戻りさえすればいい。下がったときに、そこに戻りさえすればいいんです。

マイナスに落ちた感情をプラスまで戻す必要はなくて、ゼロまで戻ればいい。そのほうが気持ちが楽です。

どんなにいい処方箋でも合う人と合わない人がいます。自己肯定感を上げる方法によって、落ち込まなくなる人もいるでしょう。

でも、そうじゃない人は、無理に上げなくてもいいのです。

心は本当に回復できるの？

心の回復力は人にもともと備わっています。人類が生き残るために、脳にはストレスに適応しようとする仕組みがあるのです。原始時代を舞台にしたアニメ『はじめ人間ギャートルズ』がありますが、あの時代からありました。逆境に陥っても順応し、生きるために必要な行動がとれます。

心理学では「レジリエンス」ともいいます。

心の回復力は自分にはないと思う人も、いつも落ち込んだら落ち込んだままという人であっても、回復する方法があって、実践すれば誰でも強化できます。

心の回復力に必要なのは次の４つです。

1 納得感を持つ（自分はダメかもしれないけど、なんとかなっているからダメじゃないと思えること）↓3章

2 不安への対処法を持つ↓4章

3 いまを生きる（過去や未来の不安に目を向けない）↓5章

4 境界線を引く（自分と他人を分けて考える）↓6章

本書ではこの４つについてお伝えしていきます。

なぜ心の回復力が必要なの？

心の回復力を身につけると、心の状態に敏感になるため、心の健康のバロメーターの役割を果たします。

たとえば、

「人間関係に苦労する人」

「恋愛に悩む人」

「憂うつになりがちな人」

「自分は不幸だと思い込んでいる人」

はすでに心が落ち込んでいる状態といえます。


少し心が落ち込んでいるときに、心を落ち込む前の状態に戻すことができれば、心を健康に保てると考えています。

現在は、生活全般に関する技術革新が進み、ＩＴ産業は目覚ましい発展を遂げ、祖父母や両親の世代と比較すると、生活は飛躍的に変化しています。便利で効率的になり、暮らしは豊かになっているように見えます。一方で、最近はメンタルの不調を訴える人が増えています。

厚生労働省の患者調査によると精神疾患のある総患者数（外来患者と入院患者）は、２００２年には２５８万人でしたが、２０１７年には４１９万人に増えています。15年間で１・６倍も増えているのです。

精神疾患は、認知症、統合失調症、気分感情障害（躁うつ病を含む）、神経症性障害などがありますが、近年は、認知症と気分感情障害の伸びが大きいと指摘されています。

気分感情障害とは、「長期間にわたって悲しみで過度に気持ちがふさぎ込む（うつ病）、喜びで過度に気持ちが高揚する（躁病）、またはその両方を示す感情的な障害を示す障害」のことです。

しかも、うつ症状を有する日本人の割合は、コロナ前の７・９％（２０１３年）から17・3％（2020年）と2・2倍に増加したという報告もあります（OECDのメンタルヘルスに関する国際調査）。

なぜ、メンタルの不調を訴える人がいま増えているのでしょうか。

メンタルの不調は、家庭や職場での人間関係の問題を抱えているなど、個人的な理由が多いと思いますが、背景として社会の変化が大きく影響しているのも事実でしょう。

次のような変化が影響していると考えられます。

①価値観が多様化した

いまは、外国の人が日本に入ってきていて、日本の労働力の減少を助けてくれています。

宗教の違いや、風習の違いもあるでしょう。同じ日本人同士でも、残業するのは当たり前だと思う人もいれば、残業はせずに定時で帰りたい人もいます。キャリアアップを目指す人もいれば、キャリアよりもプライベートを充実させたい人もいます。このように多様な価値観がある中で働くことになる。これに戸惑いを感じる人もいます。

②選択肢が増えた

終身雇用が当たり前ではなく、転職のハードルも低くなりました。またインターネットの発達で家にいながらできる仕事もあります。

仕事より自分の時間を大切にする人もどんどん出てきました。

地方に移住して新しい生活をする人もいます。

かつては、女性は学校を卒業したら腰掛け程度に働いて結婚して家庭に入る人がほとんどでした。

しかし、男女雇用機会均等法で、働き続けるという選択肢が少数派ではなくなりました。結婚してもしなくても自由だし、結婚した場合も、働き続けてもいいし、（経済状況が許せば）家庭に入ってもいいとなってきました。

選択肢が増えたことが悪いとは思いませんが、多すぎると、何をどう選べばいいか悩みます。選んだあとも「やっぱり、あっちにしておけばよかったかな」と後悔して、落ち込んでしまうのです。

友人の娘さんはアパレル業界に憧れていました。

努力して就活を頑張った結果、憧れのセレクトショップに就職しましたが、タイミング悪く新型コロナウイルスが広がった時期でした。自分で「アパレル業界には未来がない」と言い出し、事務職に転職しました。

しばらく事務職として働いていましたが、世の中に在宅ワークの人が増えるのを目にすると、「家で仕事をするのもいい！　時間が自由に使えそう」と思い始めたらしく、在宅ワークができるウエブデザイナーに転身しました。

しかし、朝9から夜9時まで働く羽目になり、いまも迷っているようです。会うたびに「やっぱりこれはダメ！」「あっちがよさそう」と言っています。

牛丼の専門店に入れば、選択肢はほぼ牛丼一択です。迷わずに「牛丼！」と頼むでしょう。選ぶのはせいぜい大きさです。

しかし、メニューの豊富なファミレスに行くとどうでしょう。パスタもいいし、ハンバーグ定食もいい。クラブハウスサンドもおいしそうだし、五目そばもいい……、と迷ってしまうのです。

頼んだあとも、友人が頼んだハンバーグ定食がテーブルに並ぶと、ちらりと目をやり、「あー、やっぱりハンバーグ定食にすればよかった」と、なぜか後悔します。

人は情報や選択肢が少なければ、目の前のことに集中できます。しかし、現代は情報が多く、肌身はなさず持っているスマホを見れば、すぐに多くの情報にアクセスできる。見ないようにしていても、ちらちら目に入ってきてしまう。

結果として、選択肢が多くなり、目移りし、どこに行っても悩みは尽きません。

これは、多くの働く現代人の悩みで、友人の娘さんに限ったことではないでしょう。

③核家族化と少子化

かつては家族が何世代も一緒に住んだり、兄弟も多かったので、親から叱られてたとしても慰めたり、かばったりしてくれる人がいました。ところがいまは核家族ですし、兄弟も少ないですから、親から否定されれば、ストレートに受け入れるしかなくて、「自分はダメだ」と思ってしまいます。

落ち込んだらなかなか立ち直れません。

④人と比較する機会が増えた

SNSを開けば、流行のファッションに身を包んでいる人たち、高級な料理を食べている人たち、友人や家族と楽しそうに過ごす人たちなどの画像や動画がたくさん目に入ります。

キラキラした人たちを見ると、つい自分と比べてしまうことはありませんか？

「あの人に比べて、私は普通のファッション」
「あの人に比べて、私は家でコンビニ弁当ばかり食べている」
「あの人に比べて、私はひとりぼっち」

人と比べることが容易になったことで、劣等感を持ちやすくなりました。

人は、心が落ち込むと自分の欠けた部分にフォーカスしてしまいがちという性質もあります。

アップル社の商標を見ると、ついリンゴの欠けた部分に目がいきます。ドーナツでも、欠けたところがあると、真っ先に欠けた部分に目がいきませんか。「なぜ、欠けているのかな」と気になるんです。足りないところが気になることを、「欠けたドーナツ理論」と呼ぶ人もいます。この理論は、ドイツ出身の心理学者、フレデリック・パールズが提唱したゲシュタルト療法からきています。

人には、足りないところ、欠けたところを気にする性質があります。

だから、自分のできていないところにばかりに目がいってしまうのです。放っておくと、どんどん落ち込んでしまいます。

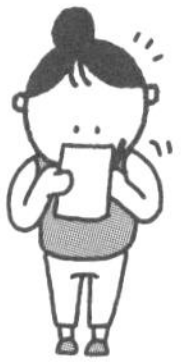

心の落ち込み度チェック

自分の心の状態を知ろう！

いまのあなたはどんな感じ？
マックスに「落ち込んでいる」、「しんどい」状態を10として、
チェックしてみましょう。

		1～10
□	いつもの自分はどれくらい？	
□	落ち込み度	
□	しんどさ	

ちょっと落ち込んだぐらいならば、まだまだ平気だと思っていると深みにハマります。
早めに対策をして、元の自分に戻りましょう。

落ち込んでるなと思ったら、ジャーナリング（P94～を読んでね）をしてみましょう。

心の回復力があれば、できているところをクローズアップできるようになります。
心の回復力こそが、この複雑な時代を生き抜くための武器なのです。

心の回復力があるとどうなるのか？

心の回復力があると、

・心が落ち込んでも「元に戻ることができる」という安心感が生まれる。
・自分に自信が持てる。
・平日に落ち込んで帰宅したとしても、週末まで引きずることがなくなる。つまり、せっかくの休みを棒に振ることがなくなる。
・月曜日の朝を恐れ、日曜の夜を台無しにすることがなくなる。
・失敗が怖くなくなり、前進していくエネルギーが持てる。
・人間関係を過剰に気にすることがなくなる。

・ストレスフリーになる。

・人がどう思うかではなく自分がどう思うかにフォーカスできる。

・人に振り回されないから自分の人生を生きられるようになる。

・世界が今よりもずっと輝いて見えるようになる。

つまり、心の回復力があると、幸せな人生を送ることができるのです。

あなたの心の状態を見える化しよう

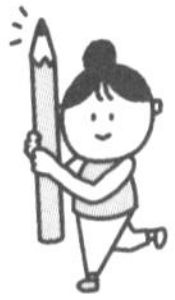

・いま1番しんどいのは何？

・あなたが落ち込むきっかけは何？

2章

人には心の回復力を下げるクセがある

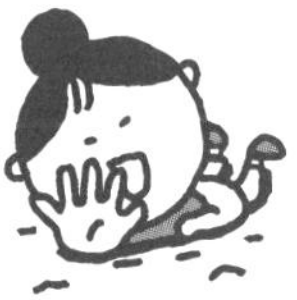

心の回復力を下げる7つの心のクセ

お伝えしたように人には心の回復力があります。しかし、人によっては、「心のクセ」があり、自分の回復力を下げています。

心のクセは、おもに勘違いや思い込みによるものです。心のクセにとらわれて、辛い思いをしている人が少なくありません。

心の回復力を下げる「心のクセ」には次のようなものがあります。

・不安を先取りして挫折してしまうクセ
・すぐに人と比べて劣等感を抱くクセ
・何かを始めても続かずに落ち込むクセ
・原因に執着して解決策を考えられなくなるクセ
・自己肯定感が低いのはよくないと思うクセ

・ネガティブ思考になってしまうクセ
・体調が悪くても無理して頑張ってしまうクセ

これらのクセにはそれぞれ対処法があります。
実際のケースと対処法を見ていきましょう。

不安を先取りして挫折してしまうクセ

CASE❶ 資格試験の日に電車が遅延しそうで不安

友人のK子さんは商社の総合職で働く30代後半の女性でTOEICの試験を控えていました。上昇志向が高くて、努力家で、ずっと海外勤務を希望していました。その要件のひとつがTOEIC800点以上でした。

社内でのチャンスは1年に1度で、半年前に760点で失敗した経験がありました。彼女は「どんどん年を取ってしまって後がない。次こそは失敗が許されない受験だ」と話していました。もともと心配症の性分でしたが、プレッシャーも手伝って、

「もしも解けない問題ばかりだったら」
「もしもテストの日にインフルエンザにかかったら」
「もしもテストの日に電車が遅延したら」
「もしもテストの日に大地震が起こったら」

と次々と未来を心配し始めました。

そして、「もうダメ、また不合格になる」とマイナスな結果を自分で決めつけ、勉強が手につかなくなってしまいました。

「不安を先取りして挫折してしまうクセ」への処方箋

私は

「心配ごとの9割は起こらないといわれている」こと、

「思い込み（予想外の何かが起こってしまいそうという考え）と事実（目の前に起きていること）を分ける」こと、

「目標に向かって突き進んだほうがいい」ことを丁寧に伝えました。

すると、K子さんは腹落ちしたようで、

「ムダに不安になっていたのは、自分に自信がなかったからかもしれない」と言いました。冷静になって自分の心の状態を取り戻し、不安を払拭して試験に臨むことができました。

みごと800点以上を取り、念願の海外（サンフランシスコ）勤務となり、いきいきと働いています。

すぐに人と比べて劣等感を抱くクセ

CASE 2 同僚の評価が上がることを喜べない

Hさんは20代後半の看護師。ある病院に勤めていたころの私の同僚です。彼女は、同じ職場で働いていた私に、よく悩みを打ちあけてくれました。

よく嘆いていたのは、「SNSでキラキラした投稿を見るとへこむ」ということでした。キラキラした投稿とは、「ブランド物を買った」「美味しいランチを食べた」「素敵な場所に旅行に行ってきた」「彼氏ができた」など、彼女がうらやましいと感じる投稿です。

加えて、「自分よりあとに入ってきた後輩のR看護師が褒められているのを見ると落ち込んでしまう」とも話していました。

Ｒ看護師は保育士を経て、看護師の資格を取り転身した人で、経験も知識も豊富なため、私もいろいろ学ばせてもらいました。

入ってきたのが、Ｈさんよりあとというだけで、後輩といってもあらゆる面でベテランだったのです。周囲の人からの評価が高くて当然でした。

Ｈさんは、同僚の高い評価を一緒に喜ぶことはできず、むしろ、自分と比較してしまって「自分はあんなふうに評価してもらえない」と嫌な気持ちになりました。一緒に喜べない自分に嫌悪感を抱いてもいました。

自分は頑張っているのに、他の人（ＩｎｓｔａｇｒａｍやＴｉｋｔｏｋに投稿している他人）の方が楽しそうに暮らしている。

同僚や友達など身近な人が褒められている姿を見ても、一緒になって喜ぶことができない。「私ってほんとうにダメな人間」と彼女はいいました。

「すぐに人と比べて劣等感を抱くクセ」への処方箋

彼女の場合もそうですが、スマホを見て嫌な気持ちになる人は少なくありません。人の投稿を見て落ち込む場合、スマホとの付き合い方を見直すタイミングだと捉えましょう。

スマホとの付き合い方については次項目のコラムでご紹介します。

私は、次のような話をしました。

人にもよるけど、Ｉｎｓｔａｇｒａｍやｔｉｋｔｏｋにキラキラした生活を投稿するのは、日常で褒められることが少なかったり、誰かに認められたいという承認欲求が強い場合もあること。

「いいね」をもらいたいから、見栄を張ってＩｎｓｔａｇｒａｍに投稿している人もいること。

場合によっては、「いいね」がつかないことで、ショックを受ける人もいること。

もし、誰かに認めてもらいたい気持ちがHさんにあるとすれば、リアルでありがとうと感謝の言葉をもらえるように、ちょっとした人の役に立つことをしたらどうか、と伝えました。


患者さんにちょっとした優しいひとことをかける。

電車に乗ったら席を譲ってみる。

職場で気になる場所の掃除をしてみる。

仕事でほかの人の作業を手伝ってみる。

そんな簡単なことでも「ありがとう」と言ってもらえる。「いいね」じゃなくて、「ありがとう」をもらうように行動してみたらどうかな、と。


Hさんは、「やってみます！」と、行動に移しました。

「ありがとう」と言われるように、自分の仕事により集中するようになりました。あるとき、Hさんと同世代の潔癖症の女性が入院しました。Hさんはその患者さんに寄り添い、彼女の話に耳を傾けました。潔癖症の辛さや不便さに共感し、克服するための工夫を一緒に考え、最終的に一人暮らしができるまで親身にサポートしました。その患者さんが退院するときに、「ありがとうございました」と笑顔でお礼を言いに来て、感謝の手紙を渡されました。それが、自信につながって、気持ちが切り替わり、他人と比較して落ち込むことが少なくなったそうです。

コラム スマホとの上手なつきあい方

ここでは、スマホとの上手なつきあい方をお伝えします。まず、自分のスマホ依存度をチェックしましょう。

- □ スマホを見ているうちに無意識に時間がたっている
- □ 人と話すことよりもテキスト、SNS、メールをすることの方が多い
- □ 特に用がなくてもスマホをチェックしていることがある
- □ お風呂に入るときにスマホを風呂場に持ち込む
- □ スマホ画面を見ながら人と会話することがある
- □ 運転など集中力が必要な作業の間もスマホを触ることがある
- □ スマホなしでは1日過ごせないと思う
- □ スマホがないと落ち着かないと思う

□ 少し時間が空くとスマホを開いている

□ 購入時よりスマホの使用時間が増えている

0〜2項目…依存していない
3〜5項目…やや依存している
6〜8項目…依存している
9項目以上…かなり依存している

（出典／ライボ　Ｊｏｂ総研「２０２２年スマホ依存の実態調査」）

スマホ依存から脱却するには自分なりのスマホルールをつくるのが効果的です。私がおすすめしている方法は次の３つです。

【スマホ依存から脱却するための3つの方法】

❶ベッドに入ったらスマホは見ない

寝るときには、スマホは見ないと決めます。眠りにつく前に自分が落ち込む不快なSNSを目にしてしまうと、気になって眠れなくなります。

電源を切ってから寝るようにしましょう。手元にあるとどうしても見てしまう人は、夜は別の部屋などベッドからできるだけ離れた場所で充電をします。

❷SNSで気分を害する人のフォローをはずす

見ると気分が落ち込む人のSNSであれば、見なければいいのです。見なければ落ち込みません。フォローしていると、相手の最新のフィード投稿やストーリーが自分のフィード画面に表示されます。自分の気持ちを落ち込ませるのであれば、インフルエンサーであろうと、話題の人であろうと、その投稿をわざわざ見る必要はありません。フォローをはずしましょう。

❸投稿のお知らせをオフにする

インスタなどフォローした人が投稿すると音で知らせるモードがあります。投稿があると音が鳴るため、そのたびに見に行きたくなります。見に行かないまでも、確実に気が散ります。

これではＳＮＳや投稿した人に自分を合わせることになります。

お知らせモードはオフにしておき、ＳＮＳを見に行くタイミングは自分で決めましょう。

大切なのは、スマホに振り回されたり、スマホに支配されたりするのではなく、自分で主導権を握ることです。

見る時間も見る方法も自分で決める。そうすれば、スマホ依存から脱却できます。

何かを始めても続かずに落ち込むクセ

CASE❸ いつもダイエットに挫折してしまう

30代前半の看護師のYさんは、ダイエットのために、2つのことを決意しました。

ひとつは毎日のランニング。初日は気持ちよく走れたのですが、たまたま2日目に雨が降り、3日目は急激に気温が下がり、結局、外に出るのが億劫になって三日坊主でやめてしまいました。

もうひとつは、カロリーをコントロールする目的で（食事制限をするため）、ランチに買っていたコンビニ弁当をやめ、自分でお弁当を作ると決意したこと。これも最初は良かったのですが、炊飯器のスイッチを入れ忘れてご飯がなかったり、寝坊してお弁当を作る時間がなかったりして、結局、お弁当作りも続きませんでした。

彼女は自分で「ダイエットするする詐欺なの」と苦笑いしながら、「何をしても続かないわ、私」と頭を抱えてしまいました。

「何かを始めても続かずに落ち込むクセ」への処方箋

Yさんが続かないのは、完璧主義者だからでした。

なんでも、完璧にやらないと気が済まないのです。ちゃんとできないと嫌になるから、途中でやめてしまいます。ちゃんとできないくらいなら、「もうやらない」とあきらめてしまいます。

私は、

・たとえ三日坊主でも、3回繰り返したら9回やったことになり、やらないより

はましであること

・どうすれば続けられるのか、続けやすくなる仕組みを考えたほうがいいこと

の2つを伝えました。

続けやすくする仕組みとは、端的にいえばハードルを下げることです。ランニングはしんどいから、ダイエットのためにいきなり始める運動としてはハードルが高すぎます。まずは「通勤のときに駅までは速足で歩く」とか、「休みの日には公園やカフェまで歩く」ほうが現実的です。それでもだめであれば、ステッパーという足踏み器具を取り入れて、テレビを見ながら、音楽を聞きながら、足踏みするだけでもいいんです。

彼女は、ステッパーも買って、ネットフリックスで好きなドラマを見ながら足踏み運動をすることにしました。いまも、この運動は続けているそうです。

食事制限も、いきなりお弁当づくりはハードルが高すぎます。

昼間はもち麦入りおにぎりとサラダチキンだけにして（作っても、買ってもいい）、夜は主食を半分にするとか、おかずだけにする。

また、甘いものが食べたいときは、食事の後、お腹がいっぱいになった後にちょっとだけ食べるようにする。

Yさんは、私の提案を聞き入れて実行に移したところ、半年で2キロ痩せ、リバウンドすることなく経過中です。

大きなことはせず、「3日続けて一旦やめても、またやり始める」を繰り返す。少しずつやっていたら痩せられたわけです。

何かを始めるときに、挫折グセがある人は、「3日坊主でもいい。途切れたら、また始めればいい」というスタンスで取り組むと続けられます。できるだけ、敷居を下げるのがコツです。

原因に執着して解決策を考えられなくなるクセ

CASE 4 過去の失敗にばかり目がいく

仕事でミスをしたときに、ミスしたことが気になって1日中どんよりした気分になり、なぜ失敗したのか原因を考えるばかりで、解決策に目を向けることができないこと、ありませんか。

ひとつのことを考えだすと、原因に執着して解決策を考えられなくなる癖です。

こうしたクセのある人は、何かでミスしたときに、

「なんであんな失敗したんだろう」

「こういうやり方をすればよかったのに」

「なぜAじゃなくてBを選ばなかったのか」

と、過去の失敗が気になって、一日中どんよりした気分になります。「なぜ失敗したのか」ばかりが気になり、解決策に目を向けることができないので、結局、いつも後悔ばかりしている人生になってしまいます。

私の場合は、高校のときに全然勉強しなかったので、受験に失敗して行きたかった大学に行けませんでした。「あのときに戻れたらもっと勉強したのに」と、ずっと引きずっていました。

「原因に執着して解決策を考えられなくなるクセ」への処方箋

よくよく考えれば、そのときは自分がその決断がいいと思って決めたわけです。違うほうを選んだとしても、うまくいった確証はありません。

私の場合であれば、行きたかった国立の大学に行けたからといって、その後の人生が幸せだったかどうかはわかりません。

高校のときは勉強しなかったけれど、結婚して、離婚もしたけれど、勉強して看護師になって、３人の子どもたちも無事、就職もして自立している。

私の人生は国立大学に行かなかったからといって、悪かったわけではないと思います。


誤った選択を一つもしない人生はありません。

思い通りの結果が得られなかったからといって人生が終わるわけでもない。

大発明家のエジソンも、

「成功するために99の失敗があった」

と言っているくらいです。


過去を後悔し続けたからといって何かがよくなることはありません。

後悔するのをやめて、「望ましい結果にするためにどうすればいいのか」解決策に意識を向けられるようになったほうがずっと気持ちも楽で、建設的です。

何かに失敗したからといって人生が終わるわけじゃありません。慰謝料無し、養育費無し、手に職無しの条件で41歳で離婚しても、奨学金を利用して看護学校に行けば看護師になれます。諦めなければ人生は何とかなるのです。

過去に戻らなくても、その気になれば、いつからでもやり直せます。

後悔が思い浮かんだということは、過去を見ています。頭を切り替えて、いまを見ることが大切です。

仕事でミスをして、なんであんなことをしたんだろうとウジウジ悩んでいるよりも、「次は失敗しないための解決策」を考えたほうがよっぽどいい。

失敗したからこそ、次からはうまくいく。失敗は成功のためのプロセスのひとつです。

自己肯定感が低いのはよくないと思うクセ

CASE 5

落ち込むと自己肯定感が低いせいにしてしまう

「何事もうまくいかないのは自己肯定感が低いせい」と思うけれど、「自己肯定感を高めよう！」という流れにはついていけないと感じていませんか。

いま巷では、「自己肯定感を高めよう」といわれ過ぎていると感じています。

実際、周囲には「私って自己肯定感が低いんですよ」という人が多く、私自身もずっと低いと感じています。

自己啓発本を何冊か読むと、

「成功体験を積み重ねる」「他人と比べずに昨日の自分と比べてみよう」と書いてあります。

でも、小さな成功体験を積み重ねても、「こんなこともできる自分はすごい！」

とはなかなか思えません。

人と比べることはやめられず、つい人と比べてしまいます。

その上、自己肯定感は「幼少期からの親との関わりが大きく関係している」と書かれている本が多いです。そうした本を読むと「大人になったいまは、どうしようもできない」とまた落ち込んでしまいます。

それならば、自己肯定感を上げなくてもいいんじゃないかと考えるようになりました。

「自己肯定感が低いのはよくないと思うクセ」への処方箋

自己肯定感を高めようと思うと、逆に落ち込んでしまう人は、自己肯定感を高めなくていい。

もっとほかのやり方があります。

たとえば、目の前の出来事について、事実と思い込みに分けるだけでも落ち込むのを防いだり、心を軽くできます。

私は、子どものお弁当にしょっちゅう箸を入れ忘れていました。

そのたびに母親失格だと思いました。けれど、子どもはまったくそうは思っていなかったんです。あるとき、

「またお箸を入れ忘れてた。ごめんね。本当にママはダメだね」と謝ったら、「いや、そんなこと大丈夫。学食に割り箸いっぱいあるから」と言ってくれました。

しかも、子どもたち3人とも、高校の卒業式のときにくれた手紙には、「毎日お弁当を作ってくれてありがとう」と書かれていました。

自分自身は「ダメなお母さん」とレッテルを貼っても、子どもたちは違う解釈をしていました。自分の思い込みと、事実（子どもたちの解釈）は分けて考えな

ければダメだと実感しました。

そして、手紙をもらったときに、自分はダメだと思っていたけれど、何とかなっているからダメではないかもしれない。

自己肯定感を上げなくても、まあまあうまくいってる。

そう思っていたほうが楽に生きられるんだなと思いました。

CASE 6

ネガティブ思考になってしまうクセ

相手の気持ちを想像して不安になる

誰かに言われた一言が気になってずっと頭から離れないとか、自分の一挙手一投足で相手を怒らせたかも、嫌われたかもと不安になってしまった、なんてことはありませんか？

Eさんは、幼稚園のママ友との関係に悩んでいます。

初めのうちは、新しい友達ができたようで嬉しかったのですが、半年もたつと、ママ友との関係がしんどいと感じるようになりました。

とくにボスママのWさんは家にママ友を呼ぶことが大好きで、週に2回は子どもを幼稚園に送り出した後にお茶会を開くのですが、そこに毎回出席して、手土産にお茶菓子を持っていくことが暗黙のルールになっているのです。

Eさんはどんなお菓子を持っていこうかと毎回悩み、「センスが無いって言われたらどうしよう。嫌われたらどうしよう」「このお菓子で大丈夫かしら。みんなは何と思うかしら。喜んでもらえるかな？　他の人と被らないかな？」などと考えるうちに、「お菓子のランクが友達のランク付けみたい」と、だんだん気持ちが苦しくなっていったそうです。

そういえば、看護師にも自分の所属する病棟スタッフにお菓子を持っていく風習がありました。

病気で休んだとき、急に家族に病人が出て勤務を変わってもらったとき、有給休暇をもらって旅行に行ったとき、病棟異動をするときなど、お菓子の差し入れをします。

その日が勤務でない人にも食べてもらえるように、ある程度日持ちのするもの、人数分の個数があるもの、個包装のものを選ばなければなりません。

私は、自分が持っていったお菓子が、あっという間になくなると「気に入ってもらえたのかな」と安心する反面、数が足りなかったのではと心配になったり、いつまでも残っていると「お口に合わなかったのではないか」と不安になります。

その他にも、患者さんに処置をしているとき、その患者さんがちょっと表情を変えただけで、「不快な思いをさせてしまったんじゃないか」と落ち込むなど、ネガティブ思考の典型的なタイプです。

このように、相手の言葉や態度に過剰に反応し、相手の気持ちを悪い方へ想像しては落ち込む、ネガティブなクセを持つ人は、少なくないと感じています。

「ネガティブ思考になってしまうクセ」への処方箋

「禍福《かふく》は糾《あざな》える縄《なわ》の如《ごと》し」ということわざがあるように、幸福と不幸は、より合わせた縄のように交互にやってくるものです。

悪いことがあってもまたいいこともやってきます。

「いいことと悪いことって大体半々。いまは、悪いことが起こってばかりだとしても、人生をトータルで考えたら、そこそこになっているもの」と常々思っています。

相手の気持ちを想像しても、わかりません。相手が自分のことをどう思うかは、相手が決めることです。相手へ思いやりを持って接することは大切ですが、相手の気持ちにまであなたが責任を持つ必要はありません。

Eさんのようにみんなの気持ちを気にする優しい人は、思いやりがある人です。それで十分。

そして、誰とでも仲良くしなければいけないという呪縛からは解放されましょう。

幼稚園や小学生になると、先生から「誰とでも仲良くするように」と教えられますが、苦手な人とは距離を取っていいのです。

ネガティブ思考になる人は、ヒマなときほどいろいろと妄想して考え、不安になります。

集中して仕事をしているとき、勉強やスポーツに集中しているときは不安になりません。

ヒマな時間をなるべくなくして、余計な妄想をする時間を減らすといいのです。
そのためには、ヒマな時間にすることを用意しておくのがおすすめです。たとえば、
「5分あれば英単語を覚える、机のまわりを整理整頓する」
などです。
詳しくは120ページでご紹介します。
端的にいえば、考えるよりも行動してしまおう、という作戦です。

体調が悪くても無理して頑張ってしまうクセ

CASE 7

体調不良を押してでも出勤してしまう

熱が出ても、自分が出社しないと仕事が終わらないと思っていませんか。体調

が悪くても、人に迷惑がかかると思って誰かに頼ることをせずに一人で頑張っていませんか。

看護師の仲間の一人が、腰を痛めてぎっくり腰の手前なのに、夜勤の勤務に来ました。

来たものの、動けなくなり、「やっぱり無理!」となりました。結局、日勤の人が残業する形で夜勤をすることになりました。

「体調が悪くても無理して頑張ってしまうクセ」への処方箋

無理しても出勤したい気持ちはわかりますが、結局できなくて迷惑をかけることは少なくありません。

それならば、早めに「休む」と連絡したほうがベターです。

熱があるのに無理して出社してもパフォーマンスが下がります。体調が悪ければ、頭も働かずミスも増えるかもしれません。

早めに休んで体調を戻して100%の状態で行ったほうがいいのです。

このタイプの人の心配は、

・休んだら自分の席がなくなると思ってしまう
・自分が休んだら他の人に迷惑をかけたり、会社の業務が滞る

と思ってしまうことです。

長期にわたる欠勤の場合、話は別になるかもしれませんが、会社を数日休んだからといって席がなくなることはありません。

ひとり休んだからといって業務が滞るわけではなく、それなりに回ります。会社はそのための組織です。

特に熱や咳が出ているときの出社は、感染症のおそれもあり、周りの人に余計に迷惑をかける場合もあります。

体調が悪いときは、休みましょう。

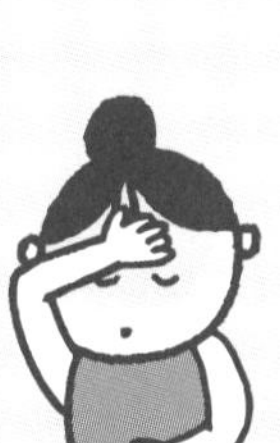

あなたの心のクセはどんなもの？

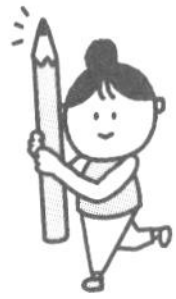

3章

納得感を持つ

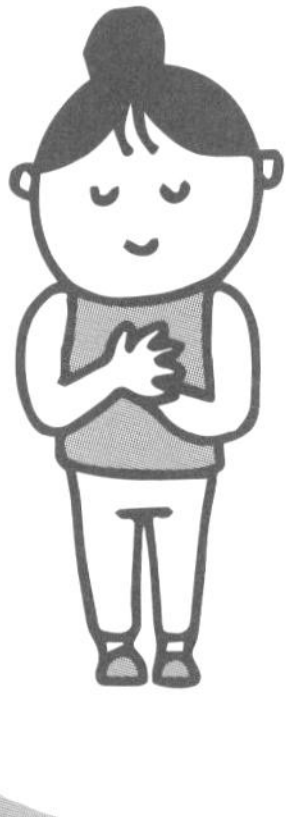

「私はデキル！」と無理に考えなくていい

長所も短所も、いい自分もダメな自分も、全部ひっくるめてありのままに受け入れることを「自己受容」といいます。

自己受容ができると、自分に自信がつくといわれます。

でも、ダメな自分をそのまま受け入れて認めることは意外と難しいものです。そこで、「ダメな自分だけれども、なんとかなっている」と思うようにします。

自分の周りを見てください。失敗してもなんとかなっていることって、意外とたくさんありませんか？

この「なんとかなってるからダメじゃない」と自分で納得することがとても大切です。納得できれば（腹落ちすれば）、心の回復力が上がります。

「私はできると思う」感覚や「自分には達成する力がある」と認識することを、「自己効力感」といいます。

「効力」とは及ぼせる力、効果を表せる力のことです。「自分は効果を出す力がある」イコール「自己効力感」というわけです。

しかし、「自己効力感」というと、少し堅苦しく感じます。

心の回復力を上げる場合、そこまで「自分はデキル！　デキルはず！」と考えなくていい。もう少しハードルを下げて、「自分なりに納得すればそれでいい」と思います。

本書では、「何とかなっているからそれでいい。自分はダメじゃない」と思うことを「心の納得感」と呼びます。

◎なんとかなっている＝ダメじゃない＝むしろいい！

私は何事も締め切りギリギリにならないとやらないタイプです。

夏休みの宿題は、毎年8月31日に大慌てで仕上げる。

看護師の国家試験や公認心理師の試験勉強も真剣に取り組んだのは試験の2週間前

です。究極の一夜漬けタイプです。

もっと余裕を持ってやればさらに良いものが出来上がるはずと思うものの、ギリギリ対応でなんとかなってきました。

子育ても、完璧なママではなかったかもしれませんが、3人とも大人になってなんとか独立した。

看護の仕事も完璧な看護師ではなかったかもしれないけど、スタッフと協力してなんとかなってきた。

自分はダメかもしれないけど、完璧じゃないけど、それでもなんとかなってきた。なんとかなっているからダメじゃない、と自分で納得するようにしました。

「なんとかなっているからダメじゃない」と考えるようにしてから、ガクンと落ち込むことが少なくなりました。また、たとえ落ち込んだとしてもふわっと気持ちを元に戻せるようになりました。

つまり、考え方を変えただけで、心の回復力が高まったのです。

心の納得感を得る４ステップ

心の納得感は次のステップで得るようにします。

❶自分を否定するのをやめる
❷視野を広げて、自分を客観的に見る
❸意外と「なんとかなっている」ことを確認する
❹「なんとかなっている」ならダメじゃない、と納得する

この手順が踏めると、心がふわっと楽になります。
４ステップについて詳しく見ていきましょう。

ステップ① 自分を否定するのをやめる

落ち込みやすい人の特徴として、いまの自分も過去の自分も否定しています。

自分の決めた合格ラインに届いていないところを見つけては「ここができていない」とダメ出ししたり、「あのときに、あんなことをした自分が悪い」と後悔をし、過去の自分を否定しています。

たとえば、今度こそ運動をしようとスポーツジムに申し込んだけれども、通わなくなってしまったとか、英語が話せるようになろうと、教材を買ったものの結局クローゼットにしまったままだとか、部屋を整理しようと思っても、「いつか使うかも」と思ってしまい、なかなかモノが捨てられないなどがあると、「だからダメなんだ」と自分を否定しています。

それは、「こうあるべき」「こうでなければいけない」という、理想の自分と、それができない現実の自分のギャップに苦しんでしまうためです。

目標に向かって「こうなりたい」ならいいのですが、「こうならなきゃダメ」「こうでないと生きる価値がない」と決めつけてしまうと、心がしんどくなってしまいます。

また、自己否定をしていると、失敗が怖くなります。

そのため、なかなか行動に移せなくなったり、新しいことにチャレンジすることもできなくなるので、「これでは成長できない」とまた自分を責め、ますます自己否定が強くなってしまうのです。

まずは「私はあなたの味方だよ」と自分に声を掛けることから始めましょう。

何も手につかず、やる気がでないときもあります。

そんな自分を「怠け者だ」「ダメダメだ」とは思わず、

「こんな日もあるよね、ひとまず休もうね、いつもお疲れ様」

と自分をねぎらってあげてください。

ステップ② 視野を広げて、自分を客観的にみる

心が落ち込むと、視野が狭くなりがちです。

そうなると、ついつい目先のことばかりが気になったり、1つのことにこだわってしまいがちです。

視野を広げると、行動することが増え、心が回復していきます。

視野を広げる方法は次の3つです。

落ち込んだときに視野を広げる3つの方法①

自分の名前で自分を呼び、話しかける

視野が狭くなるのは、自分の内面ばかり見てしまうからです。自分を外から見る（俯瞰する、第三者の視点になる）ことができれば、視野が広がります。

その方法のひとつは、自分の名前で自分に呼びかけ、落ち込んでいる内容についてやさしくたずねることです。

たとえば、私（上野）が取引先にメールを送信した後で宛名のお客様の名前に「様」を付け忘れて送信してしまったことに気づいて落ち込んだとしたら

「上野さん、様を付けるの忘れたの？」

と声に出して自分に話しかけます。

こうすることで、第三者の視点を持つことができます。

名前は、できるだけいつも自分が呼ばれている呼び方にします。

そうすることで、友達や上司から話しかけられているように感じ、第三者の視点に

なりやすくなります。

第三者の目線を持てれば、冷静に対処法も思いつきます。

視野が狭いと、つい目の前で起きている出来事に慌ててしまい、

「仕事でミスした、もうダメだ」

「恋人に送ったＬＩＮＥが既読スルーだ、もうフラれる」

「またダイエット中なのに食べてしまった。やっぱりダメな私」

と落ち込んでしまいます。

そこで、

「上野さん、仕事でミスしたの？」

「上野さん、恋人へのラインが既読スルー？」

「上野さん、ダイエットが続かなかったの？」

と自分に語り掛けます。第三者の目線になるため、起こっている問題と距離をとることができます。

また、問題の当事者から第三者の立場になることで、精神的なショックを和らげて冷静に考えることができます。

そうすると、次にやるべきことも見えてくるのです。

落ち込んだときに視野を広げる3つの方法②

友人をいたわるように、自分をいたわる

友人が悩んだり落ち込んだりしたときにはやさしい言葉をかけるのに、なぜか自分にはダメ出ししたり、「もっと頑張れ」と追い込んだりしていませんか。

自分にも友人にかけるようなやさしい言葉をかけ、いたわってあげましょう。

自分自身を大切にして慈しむことを、心理学では、セルフコンパッション（self-compassion）といいます。

「セルフ」は自分のこと、「コンパッション」は思いやりや慈悲の意味があります。

自分で自分をいたわることで、心が落ち込んで後ろ向きになっているときや、強くストレスを感じているときに、気持ちを元に戻すのに役立ちます。

ダイエットが続かない友人に、「ダイエットが続かないなんて、ダメだね」などとは言いません。

むしろ「ダイエットは辛いものだし、続かなくても仕方がないよ」とやさしい言葉をかけませんか？

「ラーメンが食べたくなったら、豆腐やこんにゃくで作った麺に変えてみたら？」とアドバイスするかもしれません。

仕事でミスした同僚にだって、「大丈夫、ミスは誰にだってあることだし、○○を△△したらリカバリーできるよ」と励ましているはず。

恋人との関係に悩む友人には「いま仕事が忙しくてスマホが見られないのかもしれないよ。結論を急がず、もう少し待ってみたら?」などと言いませんか?

こんな風に、友人に語りかけるように、第三者の視点を持ちながら自分にも語りかけてください。

セルフコンパッションは、言葉がけだけではありません。

たとえば、家にある良い食器を使うこと。

いつもどこかの景品のカップでコーヒーを飲んでいませんか?

それよりも、お客様用にとってあるジノリやウエッジウッド、ノリタケや香蘭社などのカップで飲みましょう。お客様を扱うように自分を扱う。自分を大切にしていることが、目に見えるのでより実感ができます。

私の子どもたちは、家でいただきものの上等な食器を見つけると、すぐに使います。

上等なカップで飲むとティーパックの紅茶も美味しく感じるそうです。アイスコーヒーも、バカラのグラスで飲むと高級なホテルで飲む気分が味わえるそうなんです。

確かに奥にしまって、いつ使うかわからないよりも、普段から使う方が価値があるのかもしれません。

落ち込んだときに視野を広げる3つの方法③

落ち込んだ出来事といまの気持ちを15分で書き出す

頭の中、心の中にある「もやもや」を紙に書き出して、頭や心の中から出してしまうことで、気持ちがすっきりします。

これは、ジャーナリング（Journaling）と呼ばれる手法です。ジャーナリングは「journal（日記、日誌）」に由来する言葉で、「書く瞑想」ともいわれます。

頭の中にあることを書き出す、という単純な手法ですが、テキサス大学の社会心理学者、ジェームズ・ペネベイカー教授は、ジャーナリングによってさまざまな心理学的指数やストレス指数が改善することを証明しています。

たとえば、最も動揺したネガティブな経験について15分書き出すと、その問題自体が解決しなくても、気分が良くなり、医者にかかる頻度が減り、免疫機能が上がるそうです。

お笑い芸人で南海キャンディーズの山里亮太さんも、嫌なことがあったときは、紙に書き出して手放したそうです。

劣等感や嫉妬といった負の感情を綴り続けることで、心の安定を図り、人気芸人の地位を獲得しました。

嫌なことは、なぜか、ずーっと頭の中で考えがちです。同じことがリピートされてしまいます。

しかし、書き出すと、考え続けることをやめられるそうです。また、書き出すことは癒しにもつながります。

コピー用紙の裏紙に書いて捨ててもいいですし、ノートに書き出してそのまま書き溜めるのもＯＫです。

「毎日、同じ時間にやる」「手順を決める」など、やり方のガイドラインを紹介している書籍もあります。

私のおすすめのやり方は、次の通りです。

まずは、お気に入りのノートとペンを用意します。

起こった出来事と、それについてどう思うか今の気持ちと、自分に対して思いやりのある慈しみの言葉を書き出していきます。

誰かに見せるものではないので、何を書こうと自由です。どんな表現でも、どんな気持ちでも、どんな願いでも、自分の思ったまま書き出します。

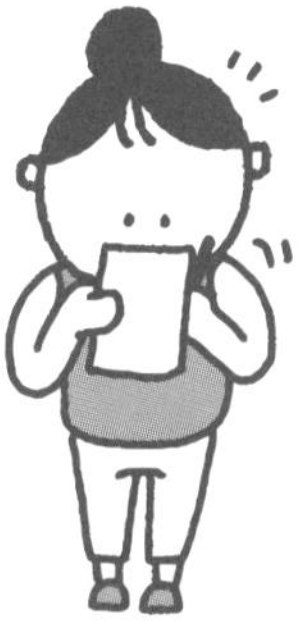

起こった出来事を具体的に書き出す

・仕事でミスした
・得意先宛のメール送信したとき、担当者の名前に様をつけ忘れた
・つまり呼び捨て

それについてどう思うのか今の気持ちを書く

・やってしまった
・こんなミスをするなんてあり得ない
・相手の人に失礼なことをして申し訳ない
・社会人として失格だ
・忙しいときほど、注意が必要だった
・もう1回確認したらよかった
・そんなに慌ててメール送信しなくてもよかった

自分に対して思いやりのある慈しみの言葉を書く

今の状況を思い出して「私が本当に心から必要としていることはなんだろう」と問いかけます。

・励ましの言葉をかけてもらうこと
・誰かにそばにいてもらうこと
・慰めてもらうこと
・一緒に笑い飛ばしてもらうこと

次に
「たった今、自分が本当に聞きたい言葉はなんだろう」と問いかけて書き出します。

・私はあなたが頑張っていることを知っているよ
・私はあなたのことを信じているよ
・あなたは十分頑張ってるよ
・それは辛いね

・そんな失敗をすることもあるよ
・次があるよ。次はミスなくやり切ろう
・誰もあなたを責めてないよ
・そんなことは、大したことじゃないよ
・謝罪のメールも送ったし、もう大丈夫
思いつく限りの言葉を書いていきます。
そのときの注意点は5つです。

①表現は自由。丁寧語でも口語でもいい。方言もあり
呼びかけも「あなた」「私」「名前」など自分の心に入ってきやすい言葉で書きます。
②誤字や脱字があってもいい
③本音を書く
誰かが評価するわけではないので、正しいことでなくても、間違っていてもいい。

④シンプルな言葉にする

あなたにかける言葉は、思わず微笑みが漏れて「ありがとう」と言いたくなるような、自分に伝えてあげたいシンプルな言葉です。その言葉を聴くと「ありがたい」「嬉しい」「そうよね、本当にそう思う」と感じられる優しさのこもった言葉を選びましょう。

⑤完璧を目指さなくていい

パーフェクトなフレーズでなくて良いです。

自分に思いやりや愛の言葉をかけることは、なんだか恥ずかしいことのように感じるかもしれません。慣れないうちは、思いつくままに書き連ねていきます。

誰かから聞きたい言葉は、自分が実現したいと願っていることに関するものが多いです。

書き続けていると、自分の本当の願い、ありたい自分の姿が見えてきます。

ノートに書き出した言葉は、自分が自分に与えてあげられるギフトです。思いやりにあふれた自分自身から、落ち込んで傷ついている自分に慈しみの言葉をプレゼントすることで、自分自身を癒していくことができます。

書き出す時間は、5分でも15分でも構いません。自分の気持ちが収まったところでやめていいのです。

書き出したからといって、問題自体が解決するわけではありません。しかし、「書く」行為によって、自分が抱えている問題を客観視できます。頭の中も整理されてきます。

視野を広げて自分を客観的に見ることができたら、次のステップ③に行きます。

ステップ③　意外と「なんとかなっている」ことを確認する

人生は山あり谷あり。思い通りにいかないときもあります。

いいことがあったと思ったら、しんどい出来事が起きたり、褒められたと思ったら、理不尽なことで怒られたり。

1つ歯車が狂いだすと、何をしてもうまくいかないときもあります。

そうすると、これが永遠に続くのではないか、一生うまくいかないのではないかと不安に思ってしまうかもしれません。

しかし、何をしてもうまくいかないと思っていても、その中にも小さなうまくいっていることはたくさんあります。

その小さな「うまくいっている」種を丁寧に拾ってください。

たとえば、営業で新規の契約は取れなかったけれども、担当者とコミュニケーションは取れたので、次に繋がりそうだ。

恋人と別れてしまい週末が寂しくなったけれども、自分時間ができたことで、気になっていた陶芸教室に行けるようになった。

急な残業で夕食を作る時間がなくて、スーパーのお惣菜で済ませてしまったが、子どもは機嫌よく食べてくれて、家族団らんができたなど。

うまくいかないことばかりだと思っていても、自分の中の「1番目にうまくいってほしいこと」だけがうまくいっていないだけなのかもしれません。

でも全体で見たら、それなりに、なんとかなっているのです。

うまくいっていないところに心を奪われすぎるのではなく、うまくいっているところを探すと、心はずっと楽になりますよ。

ステップ④ 「なんとかなっている」ならダメじゃない、と納得する

うまくいかないと、心は落ち込み、体も元気がない状態です。

そんなときは、無理をして仕事や勉強をしようとしたり、新しいことをはじめようとしたりしない方がよいです。

なお、苦手な人とは距離を取ることもおすすめです。

つまり「うまくいかないから頑張ろう」と無理をするのではなく、現状でも「それなりにはうまくいっているから、ダメではないのだ」と自分を納得させることが大切なのです。

100点満点の自分を目指すのではなく、60点ぐらいでOKを出してあげましょう。

「どうしてこんなにうまくいかないのだろう」と思い詰めるのではなく、目の前のやるべきことを淡々とこなしていくぐらいのペースで進めていきましょう。

そして、小さなうまくいっていることに目を向け、うまくいっていることを広げていきましょう。

そうしていると、心がどんどん回復していくのがわかると思います。

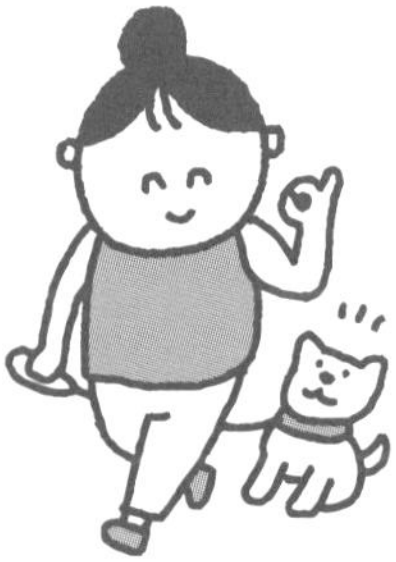

● なんとかなっていることを書いてみよう。

例：仕事でミスしたけれども、先輩がフォローしてくれたので
リカバリーできた。

● うまくいっていることを書いてみよう。

例：急な残業で、夕食は買ってきたお惣菜にしたけれども
家族が機嫌よく食べてくれた。

書き出してみると、なんとかなってるし、うまくいってることがあることに気づけますよ。

コラム 怒りを感じたときに心を鎮める方法

怒りを感じたときには、自分は怒っていることを認めてあげましょう。

誰かに裏切られたり、傷つけられたりしたときに怒りの感情を持つことがあります。今感じている怒りは、人間の反応として自然なことだということを知っておいてください。

子どもの頃、大人たちに「そんなことで怒るなんてみっともない」と言われたり、怒ることは悪いことのように教えられた人は、怒りを感じる自分に罪悪感を持っているかもしれません。

どこかでその怒りを認めたくない、認めてはいけないと思っている場合もあります。そんな自分に対して「怒りを感じてもいい」と伝えてあげてください。

敵と戦うためや敵から逃げるためには、怒りの感情を使う必要があります。

怒りは自分の心と身体を守るための防衛反応なのです。

・怒りを感じてもいいよ
・怒って当然
・人間として、ごくごく自然な反応だよ

怒りを感じている自分を認めてあげることができたら、次はその怒りの奥にはどんな感情があるのかを考えてみましょう。

恥ずかしい、悲しい、寂しい、傷ついている、ひとりぼっちの孤独感、悔しい、腹が立つ、不安、心配、辛い、情けない、後悔など。

次に、あなたが必要としていたものは何かを書き出します。

- 自分のことを正しく評価してほしい
- 私の話を聞いてほしい
- 大事にされたい
- 尊重されたい
- 愛されたい

思いつくままに書き出していくと、心の奥に眠っている自分の本音が見えてきます。本音が見えたら、そのときにかけてほしい思いやりのある言葉を書きます。

- 私はあなたの味方だよ
- 私はあなたを大事に思っている
- あなたは大切な存在だよ

怒りを感じたらぜひやってみてください。

ジャーナリングしてみよう

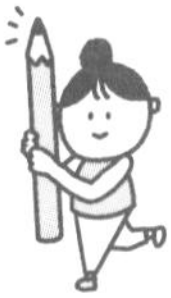

今の気持ちは？　あなたの欲しい言葉は？

4章

不安への対策を準備しておく

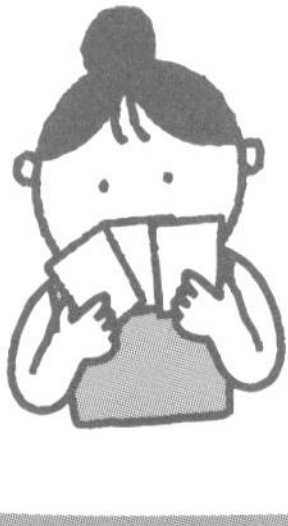

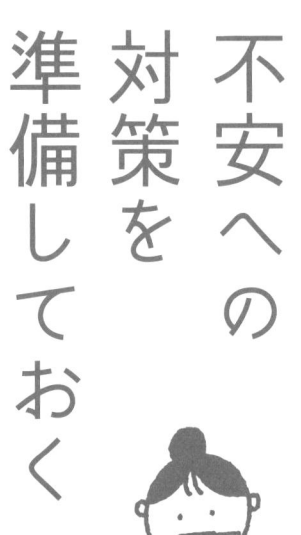

不安なら、あらかじめ不安を減らすプランを考える

不安や焦りは怒りを生み、怒りはメンタル不調の原因になります。

不安や焦りをゼロにするのは難しいものです。

でも、不安にならないようにするための対策を身につけておけば、「不安」を軽減できます。

ここでは、不安にならないようにする、あるいは不安を減らす対策についてまとめます。

◎ABプランカードを作っておく

不安なことが目の前にあるときに、事前に対策を考えておくと安心できます。

事前対策の方法のひとつが「ABプランカード」の作成です。

「ABプランカード」とは、「Aが起きたら、Bの対応をする」というようにひとつ

の心配ごとについて、ひとつの対策を考えておくことです。

暗記カードの裏表をイメージしてください。

表にはAを、裏にはBを書きます。

「AならばBする」という行動の道筋を決めておくのです。

たとえば、明日のプレゼンがうまくできるか心配なときは、何が心配なのかをリストアップします。

心配ごとが、「途中でしゃべれなくなること」と「誰も聞いていなかったらどうしよう」という2つだったとします。

それぞれの心配ごとに対して、対策（プラン）を考え、カードにしておきます。

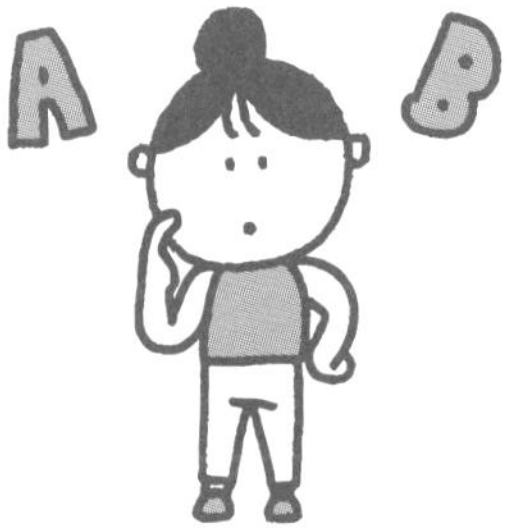

ABプランカード①

A「もしうまくしゃべれなくなったら」

↓

B「原稿を用意しておいて、しゃべれなくなったときは読みあげる」

ABプランカード②

A「誰も聞いてくれないように感じたら」

↓

B「うなずいている人に向かってしゃべる」

このように前もって対処法を作っておくと、不安も減り、当日も安心して話せるようになります。

その他にも、次の③〜⑤のような不安や心配になりやすいことを書き出しておきます。

ABプランカード③

A「やることが山積みで今日中に終わるか心配になったら」

B「紙にやることを書き出して優先順位をつける（頭で考えるよりも少ないかも）」

ABプランカード④

A「もし、この頼まれごとを断って嫌われたらどうしようって不安になったら」

B「そんなことで嫌われるなら、何しても嫌われる。その人と仲良くしたいの？その人と自分とどっちが大事？　自分に決まってるじゃんってつぶやく」

ABプランカード⑤

A「私の気持ちも察してよ！ってイライラしたら」
B「私の気持ちを言葉で伝えたかな？　と自分に確認してみる」

◎悪いほうに考えがちな人にオススメのABプランカード

何かが起きたときに、つい悪い方に考えてしまう人であれば、次のようなカードを作っておくとよいでしょう。

A「悪い方向に考えたときに」
↓
B「それは私の想像、思い込みかもしれない。実際に言われたことと、事実と思い込みを分けて考える」

たとえば

「後輩に挨拶したのに返事がなかった。後輩にまで馬鹿にされてる」と考えてしまったとき、あなたに気づかなかったり、挨拶が聞こえなかっただけかもしれません。単に後輩自身の機嫌が悪かっただけで、八つ当たりだったのかもしえません。

ただ人間は忘れる動物です。頭の奥には記憶していても、いざ、ことが起こると忘れてしまっていて、対処できない場合があります。

ですから、事前にカードにしておきます。

このカードを見ることで、「不安になる→落ち込む→自分を責める」というパターンから抜け出すことができます。

何かが起きたときの対処法は人によってさまざまです。「何か」によっても異なるでしょう。自分なりの対処法を見つけておくことが大切です。

不安が起きたときであれば、たとえば、

- **不安が去るまで殻に閉じこもる**
- **だれかに電話をする**
- **深呼吸をする**

という人もいます。

正解・不正解はありません。

自分にとって心地よい、心が軽くなる対策を考えましょう。

●あなたの不安なときのＡＢプランカードを作ろう

Ａ　いまあなたが不安に思っていることは何？

Ｂ　その対策法は？

すきま時間やヒマな時間をなくす

人間はヒマになると不安なことを考えたり、色々と妄想して不安になったりイライラしたりします。

集中して仕事をしているときや勉強やスポーツをしているときには、不安になったりしません。ヒマな時間をなるべく少なくして、余計な妄想をする時間がなくなれば不安は減ります。

すきま時間や空いた時間にやることを決めておくと、ヒマな時間を減らせます。

【すきま時間の過ごし方（一例）】

- 5分あれば英単語を覚える
- 10分あれば机周りを整理整頓する
- 15分あればストレッチをする

・20分あれば散歩する
・30分あればプレゼン資料を集める、料理をする
・1時間あれば本を読む、洗濯をする

ヒマをもてあまし、ネガティブな妄想をしがちな人は、その日のTO DOリストを作るのもいいでしょう。

短時間でも、余計なことを考える時間を減らすのがポイントです。

カバンをひとまわり小さくする

カバンを小さくすると不安が小さくなります。

不安が強い人は持ち物が多いんです。小さい荷物でも大丈夫なことを体感して自信を持つようにすると、不安もだんだん減っていきます。

◎不安症の人は荷物が多い傾向がある

実際、不安症の人は手荷物が多い傾向があります。

不安症とは、将来に対する不安が過剰になったりして、行動や社会生活に影響を与える状態が6ヶ月（子どもの場合は4週間）続いている状態のことです。

私が精神科で看護師をしていたときも、不安症で入院する人のなかに、スーツケースを2個持ってきていた人が何人かいました。

精神科では入院する際に荷物チェックがあります。

一緒に見て、「これはいる、これはいらない」と分けていきますが、たいがいスーツケース1個分は持ち帰ってもらっていました。

持ち帰ってもらうのは洋服が多いです。ティッシュやシャンプーなどの予備のストックまで持ってくる人もいますが、当面の間使うものだけにしてもらいます。

また、キャッシュカードと通帳と印鑑まで持ってくる人も多いです。退院時の支払いのときしかお金は使わないので、おやつ代程度にとどめていただき、持ち帰ってもらいました。

◎予備のハンカチ、予備のティッシュは不要

カバンの中にあるものは、たいていなくても何とかなるものが多いのです。
そうしたものを一度持たないで出かけてみましょう。なくても何とかなる日が続くと、安心して荷物を小さくできます。

【カバンの中をパンパンにしているものの候補】

・予備のハンカチ
・予備のメモ帳
・領収書
・予備のティッシュ
・予備のマスク

・複数の本
・消毒用ウェットティッシュ
・複数本のペン
・傘（その日の天候で必要ですか？）
・羽織もの
・何枚もポイントカードが入ったカードケース
・スマホの充電器
・フルメイクできるだけの化粧道具

ハンカチもティッシュもマスクも予備は不要です。

複数の本を持ち歩いている人がいますが、そんなに読むでしょうか？

いまは消毒液が置かれている場所も多いので、消毒用のウェットティッシュもわざわざ持ち歩かなくてもいいのでは？

物が多いと、必要なものを探し出せずに新しいものを購入してさらに物が増えるという悪循環にもなりがちです。

カバンが大きくて、荷物がパンパンに入っている場合、できれば、ひとまわり小さいカバンに変えて荷物を減らしましょう。

ひとまわり小さいカバンでも大丈夫なことがわかれば、さらにカバンを小さくしてもいいと思います。

仕事で必要な荷物であれば別ですが、仕事でもないのに、荷物がいつも多いという人は、ぜひ、一度カバンの荷物をチェック。持ち物を減らしてください。

とくに子育て中の人や子育て経験者は、子どもに何かあったときのためにと荷物が多くなる傾向があります。

子育てを卒業しているのであれば、「予備」は不要です。

ちなみに私のバックの中には、スマホと財布とハンカチしか入っていません。いつもなんとかなっています。

心配な人は「財布さえあれば現地購入できるから大丈夫」とつぶやいてみましょう。

◎明日着る服は寝る前に決めておく

朝はその日1日がどんな日になるかを左右する大事な時間です。

着る服は前日に決めておきましょう。

服選びは意外と時間がかかるものです。

アップルの創業者スティーブ・ジョブズ氏が、いつも黒のタートルネックにブルージーンズを着用していた（同じ服を何着も持っていた）のは有名です。服選び（決断）に時間をかけたくないからでした。ジョブズ氏のように「同じ服でいい」と決められれば別ですが、多くの人は毎日同じ服を着ることには抵抗があるのでないでしょうか。するとどうしても時間がかかります。

服選びに時間がかかると、出かけるまでの時間が少なくなり、焦って余裕がなくなります。余裕がなくなると失敗が増えます。

忘れ物をしたり、誰かとぶつかったり、電車を乗り間違えたり、乗りたかった時間の電車に乗れずイライラしたり……。

朝から焦って失敗すると落ち込んでしまい、せっかくの1日が台無しになりかねません。

洋服選びが苦手な人は、あらかじめ洋服のローテーションを決めておいてもいいと思います。夜にしても、朝にしても、時間を取られずに済みます。

翌日の荷物も前もって準備しておくとなお良いでしょう。

ストレスコーピングをリストアップする

ストレスをあまり感じていないときに、自分なりのストレス解消法（心理学では「ストレスコーピング」といいます）をリストアップしておくことが大切です。落ち込んでしまった状態では、何をすれば良いのかなかなか思いつかないからです。

心が落ち込んだときに、何をすれば元気になれるのか。短時間でできるもの、時間をかけてやるもの、自分一人でできること、誰かと一緒にすることなど、いろいろなパターンで考え書き出しておきましょう。私のストレス解消法の一例をご紹介します。

1分でできるもの……ソーダ水やお茶を飲む。深呼吸する。

10分でできるもの……アロマをたく。ストレッチをする。ぬいぐるみをハグする。ペットと遊ぶ。

30分でできるもの……ショート動画を見る。音楽を聴く。おやつを食べる。誰かにLINEをしたり、電話でおしゃべりをしたりする。

1時間でできるもの……散歩する。誰かと会って話す。美味しいものを食べる。ストレッチする。お風呂に入る。掃除する。

半日かけてできるもの……公園に行く。映画を見る。買い物に行く。手のかかる料理をする。サイクリングに出かける。

1日かけてできるもの……海や山へ出かける。乗り物に乗る。部屋の模様替えをする。本を読む。

ストレス解消法が1つしかないと、それができないときにイライラしたり、余計に落ち込んだりするので、できるだけたくさん書き出しておきましょう。

◎ストレスのサインを見逃さない

ストレスコーピングはいつやればいいのでしょうか？

それは「いま」です。

ストレスをためないように、ためても解消できるように、日ごろからストレスコーピングをやっておくことが大切です。

また、少しでもストレスのサインがあれば、意識的にストレスコーピングを行います。

ストレスは目に見えませんが、たまってくるといろいろな形で現れてきます。

その現れ方は人によってさまざまです。

自分の場合、どこにどんな風に現れるかを知っておくと、うまくストレスの対処ができます。ストレスがたまると心も落ち込みます。

ストレスが表れるのは、おもに「心」「体」「行動」の3パターンです。

試験やプレゼンの前などプレッシャーがかかるとお腹が痛くなる。そんな経験はありませんか。

たとえば、私はストレスがたまると、ネットサーフィンをする時間が多くなります（＝行動）。その結果、睡眠不足（＝体）になります。行動と体に現れるパターンです。

同僚のMさんはストレスがたまると、考えすぎて睡眠不足（＝体）、イライラ（＝心）します。体と心に現れるパターンです。

知人のSさんはストレスがたまると、食欲不振（＝行動）になり痩せます（＝体）。

Ｆさんは暴飲暴食（＝行動）になって激太りします（＝体）。ＳさんもＦさんも行動と体に現れています。


自分はストレスがどこに現れるかを知っていると、

「最近、イライラすることが増えたな。これはストレスに違いない」

「最近、太ってきたな。ストレスがたまっているのかも」

「最近、チョコレートを食べる量が増えたな。ストレスかな」

など、心や体や行動の変化に気づき、ストレスがたまっていることに気付きやすいです。


ストレスがたまると心も落ち込みます。心がちょっと落ち込んだときに現れる変化を見つけたら、ストレス解消をしましょう。

「ちょっと心が落ち込んだくらい平気！」「まだまだ頑張れる」と思って、放置をすると、さらに深みにはまります。すると、回復に時間がかかってしまいます。

想像してみてください。深い海に沈んだとき、水深10メートルまで沈んでから水面に浮かび上がるのと、水深1メートルからとでは、どちらが速くて簡単でしょうか。

そうです。1メートルからの方が、速いし、簡単です。

心も同じなのです。

ちょっとしんどいなと思ったときに、なるべく早くストレス解消をしましょう。

深みにはまらないコツです。

自分を励ます簡単なご褒美を用意しておく

ちょっと落ち込んだとき、ちょっと気分が乗らないときに、ちょっと不安になったときに、自分を励ますカンタンなご褒美を用意しておきましょう。「ちょっと不安」なときに自分を励ますことで、大きく落ち込むのを防ぎます。

自分が喜ぶちょっとしたものでＯＫです。

たとえば、朝起きて仕事に行くのが嫌なときでも、出勤途中でスタバに寄りカフェモカを買ってみたら気分が上がって気持ちよく仕事ができたことはありませんか。ちょっと頑張った仕事の後には、ハーゲンダッツのアイスクリームをゲットしてもいいし、デパ地下のお惣菜を買ってもいい。花束を買って部屋に飾れば、心が癒されます。

一輪の花でもいい。大好きなステーキでもいい。スーパー銭湯やサウナに行く、でもいい。できるだけカンタンなことで、自分が喜ぶことをリストアップしておきましょう。

ちなみに看護師の夜勤明けは、散財するパターンが多いようです。夜勤で頑張ったからデパートコスメを買おう、ご褒美に新しい服を買おう、ちょっと贅沢な昼食にしよう、と思ってしまうのです。これがあるから辛い夜勤も乗り越えられるのかもしれません。会社員の人も同じではないでしょうか。

● 自分へのご褒美はなににしよう？

○
○
○
○
○
○

○
○
○
○
○
○

○
○
○
○
○
○

◎とにかく寝る

体と心（感情）はつながっています。

だから、体が疲れていると、へこみやすいし、不安や怒りも大きくなりやすいのです。

私も夜勤明けの寝不足でしんどいときに、娘が門限を破ったときは、いつも以上に不安になって怒った経験があります。

みなさんも、オフィスで、自分が元気なときは、部下の失敗に対して寛容になれて「いいよいいよ、また頑張ろう」と言える。しかし、自分がしんどいと「なんでこんなミスしてんの！」と怒りが大きくなった経験はありませんか。

体の疲れには、睡眠がなによりです。

落ち込んだり、イライラしがちなときは、たっぷり睡眠を取るようにします。

メジャーリーガーの大谷翔平選手は、最低10時間は寝るようにしていて、場合によっては、そのほかに2時間昼寝をしている、という記事を読みました。

体調管理では、睡眠にいちばん気を遣っているそうです。

大谷選手の場合は、おもに体のリカバリーのために睡眠を取っていると思います。しかし、体を整えて、いいピッチング、いいバッティングをすると、テンションも上がりますので、まちがいなく心にもいい影響を与えています。

睡眠をとって、体を整え、しっかり結果を出して、心を整える。心が整えば、いい睡眠が取れる、といういい循環ができているのでしょう。


私は、看護師として働いているときは夜勤もあり、不規則な生活だったので少しの睡眠時間でも熟睡できるような工夫をいろいろとしていました。睡眠にはかなりこだわりがあります。

次の6つのことを心掛けています。

❶環境を整える

・眠るときは、部屋を暗くする。

豆球がないと眠れない人もいるかもしれません。しかし、明るいと脳が昼間と錯覚してしまい、入眠しにくくなるので、なるべく暗めをお勧めします。

それと同じ理由で、寝る前のスマホやパソコン、テレビも避ける方が良いです。

・ベッドマットと枕は自分の体に合ったものを選ぶ。

私は、腰痛があるので硬めの方が楽です。

枕の高さも自分の好みに合わせると良いです。肩こり症の私は、枕を7個ぐらい買い替えた経験がありますが、一番のお気に入りはシモンズの硬めの羽毛枕です。

・掛け布団や毛布は肌触りの良いものを選ぶ。

ふわふわした毛布に包まれると癒されます。柔軟剤もお気に入りの匂いのものにします。

・室温は快適に。

夏は朝までエアコンをつけっぱなしにします。タイマーが切れて、暑さで途中に起きてしまうことを防ぐためです。

❷毎日できるだけ同じ時間に起きて、同じ時間に眠る

たとえ夜勤明けの日であっても、仮眠はほどほどにして、いつもと同じ時間に眠ります。

休日に寝溜めをしても睡眠不足は解消されません。同じリズムで眠る方が心も体も楽です。

しかし、例外もあります。あまりにストレスが溜まりすぎて心が疲弊していると、脳が考えることを拒否するせいで、寝ても寝ても眠いという状態になります。そんなときは、気がすむまで眠ります。十分な睡眠をとると、心も体も回復します。

❸必ず湯船に浸かる

入浴するときはシャワーだけでなく、湯船にゆっくりと浸かります。

お気に入りの入浴剤を入れて、アロマ効果でリラックスします。温かい湯船に浸かると血流が良くなり、立ち仕事でむくんだ足のむくみ解消にもなります。そして、

血の巡りが良くなると、体内に溜まっている疲労物質や老廃物の回収が進み、筋肉の緊張もほぐれて、体がリラックスできます。心と体を緩めると良い睡眠につながります。

❹眠る直前の食事は控えめにする

寝る直前に脂っこい食事を摂ると、ベッドに入った後も胃が消化活動で働き続けるため、脳が興奮してなかなか寝付けなかったり、眠りが浅くなるからです。翌朝の胃もたれにもつながる上に、太るというデメリットしかありません。

❺ベッドに入っても眠れないときは、リビングに戻って本を読む

眠れない時間をベッドで過ごすと、余計なことを考えたり、ひとり反省会をしてしまって、さらに眠れなくなるので、一旦布団から出てしまいます。

❻朝起きたら、カーテンを開けて太陽の光を浴びる

太陽の光を浴びることでセロトニンの分泌を促して眠気を覚まします。セロト

ニンは14時間後にメラトニンという睡眠を誘う物質に変わります。朝の空を窓から見上げると「今日も天気だ、頑張ろう」という気持ちにもなります。雨の日には「今日は雨だし、ゆっくりしよう」と自分を甘やかすことも忘れません。

その他にも、カフェインに弱い人は、15時すぎたらカフェインを摂らない、SNSの通知が気になる人は、スマホをなるべく寝室に持ち込まないとか、アルコールは利尿作用があるせいで中途覚醒してしまい、良質な睡眠には良くないのでほどほどにしておくなど、良い睡眠のために注意することはたくさんあります。

一度に全部しようと思うと大変なので、どれかひとつ、これならやれそうと思うものから始めてください。

ちなみに、良い睡眠とは、朝起きたときに「ああよく寝た。スッキリした」と思えることです。

◎完璧主義をやめ、「6割できたら上等」と考える

これまで見てきた対策のほかにも、不安を減らす方法はあります。

完璧主義の人は、「完璧じゃなくてもいい」「6割できたら上等」と考えるクセをつけましょう。

完璧を目指すと、そこに到達できないと落ち込みます。

やろうと決めたことに対して、なかなか行動に移せない自分を見つけると、そんな自分が嫌になることもあります。

世の中に完璧なものは存在しません。あなたにとっての完璧は誰かにとってのみ完璧かもしれないし、誰かにとっての完璧が、あなたにとっての全然ダメかもしれません。

完璧でなくても「6割できたら上等」と考えられると、意外に仕事がスムーズに進みます。

0か100思考でいると100以外は許せなくなり、怒ってばかりいてしんどくなってしまいます。

◎完璧主義をやめると運も良くなる

ゲッターズ飯田さんはブログで次のように書いています。

「運を良くしたいなら、完璧主義をやめる。自分のことを完璧主義だと思ってるくらいなら、すぐにやめて。そもそも、完璧主義なところは一部だけで、このタイプは他人を許せなかったり、他人に厳しくなりすぎる」

私もまったく同感です。

完璧主義の人よりも、むしろ完璧じゃなくても、愛嬌があって、ついつい手を差し伸べたくなるような人のほうが、周りの人から愛され助けてもらえるので、運が良くなると思います。

運を良くするためにも完璧主義をやめてみるのはどうでしょう。

まずは「ま、いいか」「スーパーマンじゃないんだから」を口癖にします。そして、自分の「完璧主義を目指してしまう」癖を意識し、「完璧主義になろうとしている」

と気づいたら、少しずつ妥協するトレーニングをしていきましょう。

急に大きく変えるのは難しく、できないと辛くなります。ゆっくりでいい。小さなことから始めましょう。

たとえば、お料理。一汁三菜にこだわっていたなら、やめてワンプレートにする。一汁一菜でも十分立派です。料理研究家の土井善晴さんも一汁一菜を勧めています。

会議やプレゼンの資料もいつもなら完璧を目指していたかもしれません。それがつらいのなら、ざっくりとひととおり作ったところで提出してみましょう。修正を指示されたら、修正すればいいのです。

完璧主義を通すより、笑顔で挨拶ができる、感謝することを忘れないなど人間としての基本を確実にこなしていくことで、人間関係の波は乗りこなせると思います。

笑顔での「おはよう」「ありがとう」を習慣にしてみましょう。

「ま、いっか」「大丈夫」「なんとかなる」を口癖にする

「失敗すると焦り、焦るからなお失敗する」という悪循環を断つために効果的な口癖があります。

「ま、いっか」「大丈夫」「なんとかなる」です。

口癖にすると習慣化し、少々のことでは焦らず落ち着いて対処できるようになります。完璧主義の人は特にこれらの言葉を口グセにし、自分をいたわるとよいでしょう。

完璧主義の人は、つい自分自身をいじめます。

他人が失敗したときには

「よく頑張ったよ」

「次はきっとうまくいくよ」

と励ましの声をかけるのに、自分が失敗をしたら

「頑張りが足りない」

「どうせまた失敗するに違いない」

と思ってしまいがち。

人間は自分と最も頻繁に会話していると言われています。セルフトークと言われる独り言のことで、1日に5万回もしています。

その会話の中で、一番多いのが、ネガティブで自己否定をしているものです。

自分に対してダメ出しをし続けている状態は、自分をいじめているのと同じです。また、自分に否定的な言葉をかけると、未来を変えようとする力を奪ってしまいます。

それに対して、自分を応援するセルフトークは心の回復力も高めます。

心の回復力が高まると、自分自身に希望が持てるようになり、物の見方が変わります。

あんなこともできるかもしれない、こんなことをやってみようと思いつくでしょう。

自己否定していた人が、いきなり自分を肯定することは難しいでしょうから、まずはセルフトーク（口グセ）を変えることからはじめてみましょう。

「ダメだ」↓「大丈夫」

「無理だ」↓「なんとかなる」

「できない」↓「できるかもしれない」

「大丈夫」の根拠がなくてもいいのです。「そんなわけない」と意地悪な言葉が思い浮かんだとしても、構わず「大丈夫」「なんとかなる」とつぶやきましょう。

そう言っていると、どんどん脳は「大丈夫だ」と判断するようになり、行動が変わり、大丈夫な状態になっていきます。

◎「体調が悪いときは休んでいい」と自分に許可を与えよう

2章にも書きましたが、熱があるのに、自分がいないと仕事が回らないと思って出社したものの、頭が働かずにミスをしてしまうこともあります。そして、会社を休んだ次の日に出社してみたら、自分の席はあるし、仕事もそれなりに回っているものです。

インフルエンザなどの感染症なのに出社して、他の人にうつしてしまう危険性もあるでしょう。

体調が悪いときには、ゆっくりと休む時間を持つことが一番です。

寝ると、元気になります。

「体調が悪いときは休んでいいんだよ」と日頃から自分に許可を出しておくといいでしょう。

あなたのストレスコーピング（ストレス解消法）は何？

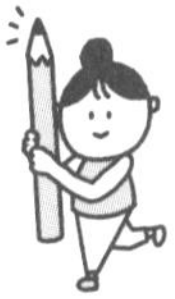

5章

「いま、このとき」に集中する

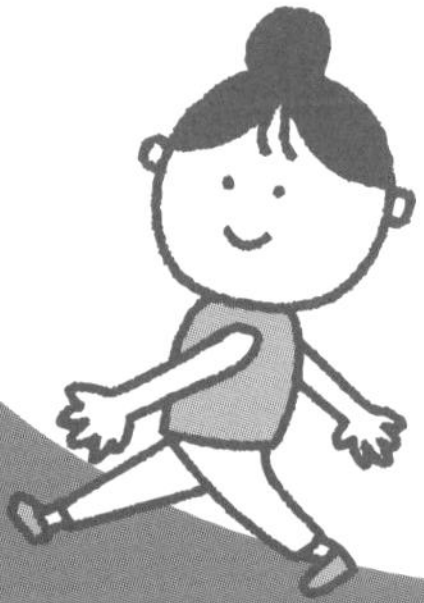

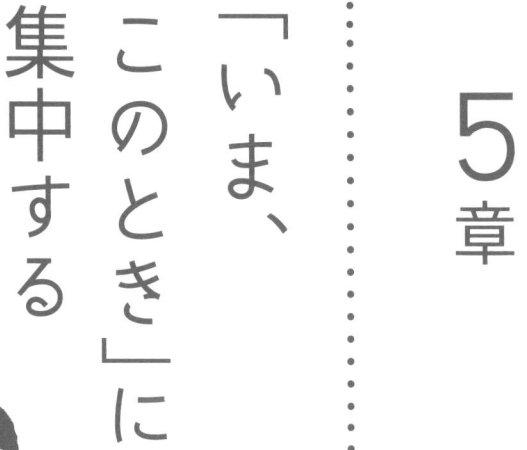

どうにもならない過去ではなく、未来を作る「いま」に集中する

落ち込んだときに、はまってしまいがちなのは、過去に執着することです。過去の失敗にとらわれ、何度も頭の中でリピートしてしまいます。「いま」に集中し、過去を手放すことで心を回復できます。

過去はどんなにもがいても変えることはできません。どんなにお金持ちであっても、どんなにエネルギッシュな人でも、どんなに頭のいい人でも過去は「なかったこと」にできません。

未来はどうでしょう？
未来はいまの積み重ねでできあがります。
未来は変えることができるのです。
どうにもできない過去にこだわるより、未来のために「いま」を大切にしたほうが

いいのは明らかです。

多くの人が「未来のために『いま』を大切にする」という考えに異存はないでしょう。

しかし、多くの人が行動に落とし込めていないのも事実です。

たとえば、今日の夕方提出の書類をまとめている最中に、

「昨日、新商品の提案に行ったけれど、お客さんはどう思ったのかな」

「明日のプレゼン、うまくいくか心配」

「将来、年金はちゃんともらえるのかしら」

など、目の前のタスクとは関係のない過去や未来のことについてあれこれと考えては不安になる。

こうした経験はありませんか。

◎過去にとらわれるのは心が迷走するから

いまの瞬間ではなく、過去を思い出したり、未来について不安になったりすることを**「心の迷走（マインド・ワンダリング）」**といいます。

ハーバード大学の心理学者マシュー・キリングスワースの調査では、人は生活時間のうち約47％の時間を「心の迷走」に費やしているとの結果が出ました（『キラーストレス 心と体をどう守るか』（ＮＨＫスペシャル取材班／ＮＨＫ出版）。

約47％、つまり生活時間の半分近くを、過去や未来についての思考に消費しています。人はただでさえ、心ここにあらずの状態になりがちなのです。心配事や不安があれば、それに支配されてしまうのは仕方がないことかもしれません。

でもその状態は、ちょっとしんどいですね。

思考を変える方法を身につけておけば、過去にとらわれそうになったとき、あるいは未来に対する心配で押しつぶされそうになったときに、自分を「いま」に引き戻せます。

自分を「いま」に引き戻すには、次の5つの方法が有効です。

【自分を「いま」に引き戻す5つの方法】

❶過去のことで自分を責めそうになったら体を動かす。
❷後悔している自分を客観視する。
❸「不安の97％は起こらない」ことを思い出す。
❹朝、気分の良くなる習慣を作る。
❺朝目覚めたらカーテンを開け、日光に当たる。

ひとつひとつ見て行きましょう。

自分を「いま」に引き戻す方法①

過去のことで自分を責めそうになったら体を動かす

過去について後悔をして自分を責めても何も変わりません。それなのについつい自分を責めてしまうことがあります。

何度も繰り返し思い出しては、あのときにあんなことをしなければ良かったと後悔するのです。

私自身もよくあります。

特に子育てにおいてです。

次男が幼稚園のとき、乗り気のしないスイミング教室に無理やり通わせてしまったこと。次男は「スイミング教室が嫌だ」とは言いませんでしたが、レッスン中に何度もトイレに行っているらしく、コーチから「息子さんはトイレに行く回数が多いですよ」と言われました。

しかし、私は、次男の気持ちを聞かずに、「そのうちに慣れるだろう」とスイミング教室に通わせ続けました。あとから考えると、あのときにもっと次男の気持ちを考えていればよかった、無理やり通わせて辛い思いをさせていたのではないかと後悔しました。

長男についても後悔があります。彼が片道2時間30分かけて大学に通学しているときに「下宿暮らしをしたい」と相談してきました。私は「そんなお金はないから無理」と断りました。このことをいまも後悔しています。往復5時間もの通学時間。長男はそれだけで疲れ果てて、資格取得のための勉強時間を取れなかったかもしれません。留学中の娘には仕送りを十分にしてあげられませんでした。お金がないことで娘が辛い思いをしたのではないかと、いまも後悔しています。

子どもたちは大人になってみんな勤めています。どれもすでに終わったこと。子どもたちが、過去のことで、私を責めはしません。私だけが、勝手に「あのときは……」と思い出して、自分を責めています。

Kさんは大事なプレゼンのときに「こちらでございます」というべきところを「こちらでごじゃります」と言い間違えてしまいました。得意先はもちろん、同僚や上司も大笑いです。恥ずかしくて、その後は何を話したか覚えていないほどです。「なんであんな言い間違いをしたんだろう。もっとゆっくりと話せばよかった」と後悔しています。何度も思い出し、思い出すと恥ずかしくて、得意先に電話をするときも憂鬱になるそうです。

私もKさんも、何度も繰り返し思い返してはあのときにあんなことをしなければよかった、ああすればよかったと過去の自分を責めています。

人の脳には考えるなと思うことほど、強く記憶にのこってしまう習性があります。アメリカの心理学者ウェグナーが、１９８７年に「シロクマ実験」という実験を行いました。

白クマの映像を3つのグループに見せた後に、それぞれのグループの人たちに次のように伝えました。

グループA：「シロクマのことを覚えておいてください」
グループB：「シロクマのことを考えても考えなくてもいいです」
グループC：「シロクマのことだけは絶対に考えないでください」

その後、期間をおいて調査した結果、シロクマの映像を覚えていたのは「考えないでください」と伝えたグループCの人たちでした。

「考えないでおこう」という意識が、逆に考えさせる状態を作ってしまうのだそうです。

過去の恥ずかしい出来事や失敗したことを、真面目な人ほど、忘れようと思っても忘れられず、ふとしたときに思い出しては落ち込んでしまいます。

しかし本来は、「忘れよう」とする努力よりも、その出来事そのものを受け入れ、次からはミスしないように改善策を考える方が大切なのです。

頑張っている毎日の中では、行動しているからこそ上手くいかないことも失敗することもあります。

ですから失敗は、あなたが頑張っている証拠なのです。

そうはいっても、後悔の気持ちが湧き出ないようにすることはできません。

「あっ、後悔の波にさらわれそう！」と思ったら、とにかく体を動かしてください。

過去のできごとを思い出して悩むのは、だいたい何もしていないときです。

私の場合は、動画を観ながらダンスをします。リズムに合わせることに集中していると、いつの間にか後悔の波が消えてスッキリします。

少し手間のかかる料理もおすすめです。

集中して料理をつくり、それを食べる頃には、後悔よりも食欲が勝っています。

自分を「いま」に引き戻す方法②

後悔している自分を客観視する

私の場合、まれに身体を動かしても後悔が消えないときがあります。

そんなとき、やってはいけないのは、

「あーあ、私、自分のことを責めてる。あんなことをしなければよかった」

と思ってしまうこと。すると、そのまま自分を責め続けるパターンに陥ってしまいます。

後悔が消えないときは、次のように声に出して言います。

「あー、また自分のことを責めてるって思ったわ」

「あー、また自分を責める感情が頭の中を通り過ぎたわ」

「あー、また過去に戻ってしまった自分がいたわ」

すると、嫌な感情と今の自分を切り離すことができ、自分を俯瞰できます。つまり、

「感情（この場合は、「責める」）」＋「～と思った」（「～な自分がいた」）

のように感情に「と思った」という言葉を足して、頭の中にある後悔や感情を客観視するのです。客観的に見ると、その後悔（責めている内容）は、目の前で起こっているいまの出来事ではなく、過去のことであり、自分の頭の中で考えたことに過ぎない、と確認できます。

心理学では、「考え（思考）」と「現実」が混同していることを「フュージョン」と

いいます。フュージョンは、英語で「ｆｕｓｉｏｎ」と書き、「統合、融合」という意味です。

「考え」と「現実」を切り離すことを「脱フュージョン（ディフュージョン）」といいます。

ネバダ大学教授のスティーブン・C・ヘイズ博士によって創設されたアクセプタンス&コミットメントセラピーから派生した考えです。

自分の後悔、自分はダメだと思う思考から距離を置くと、「自分が『ダメだ』と思っている」ことと、「本当の自分が『ダメ』」ということは違うことに気づきます。

ここに気づけば、もう自分を責める必要はないのだと思えます。

自分を「いま」に引き戻す方法③

「不安の97%は起こらない」ことを思い出す

人は見えないもの、わからないものに不安を感じます。

人が狩猟を生活の基本としていた時代、命を守るためには、感覚を研ぎ澄ませて、日常の微妙な変化や違和感を察知し、危険を回避する必要がありました。進化の過程で、人が生き残るには「不安」という感情を持って「不安な状態に対処する」必要があったのです。

人の心のメカニズムは、太古の昔とあまり変わらないといわれています。「不安」の感情も変わらず、便利な現代になっても「何か良くないことが起こったらどうしよう。それに備えておかねば。手遅れになったら大変だ」と未来を考えてはいらぬ心配をしてしまうことがあるのです。

◎ほとんどの未来は想定外

しかし、よくよく考えてみれば、完璧に思いどおりになる未来などはなく、ほとんどの未来は想定外のことばかりではないでしょうか。

いつも通りの時間に家を出たのに、電車の遅延で会社に遅刻する。

逆に、試験の当日、何かあるといけないからと余裕を持って家を出ても、何も起こらずにかなり前に試験会場に着いた。

心配しても、心配した通りに悪いことが起こる確率はかなり少ない、という研究結果も出ています。

国際認知療法学会会長のロバート・リーヒ博士の研究によると、心配事のほとんどは取り越し苦労に過ぎないそうです。

ロバート博士の実験では、毎日不安を感じているという人たちについて、「何が心配なのか」「この先何が起こるのか」について2週間記録してもらいました。

その結果、心配ごとの85％は、実際には良いことが起こり、残りの15％に悪いことが起こりました。しかし、その悪いことの79％は予想よりも良い結果だったのです。計算すると、不安の97％は起らないということになります。

つまり、ほとんどの心配事は取り越し苦労であるとロバート博士は述べています。（『不安な心の癒し方』（ロバート・L・リーヒ著／八木由里子訳／アスペクト出版）。

また、ペンシルベニア大学のボルコヴェックの研究によると心配事の79％は実際には起こらず、しかも残りの21％のうち16％の出来事は事前に準備をしていれば対処が可能であると述べています。そして、心配事が現実化するのは5％程度であるという結果を記しています（堀田秀吾著『「不安」があなたを強くする～逆説のストレス対処法～』）。

◎実際に何かが起きてから悩めばいまの不安がなくなる

さらに、精神科医の樺沢紫苑氏は著書『感情コントロール術』（あさ出版）で、こういった心配は「起こってもいないことに対する取り越し苦労であり、考えなければ発生しないもの。実際に起こってから悩むようにするだけで人間の不安の9割はなくなる」と指摘しています。

何が起こるかわからない未来を、いま不安に思ってもしょうがない。現実に問題が起こったときに必死になるしかありません。

とはいえ、心配や不安になるから、そのための準備ができるともいえます。試験に落ちるのが心配だから勉強をする、将来の生活が不安だから貯金をする、病気になるのが心配だから、健康診断を受ける……。

ある程度の心配や不安は私たちが生きるためには必要です。

ただし、必要だからといって、心配や不安の感情の中にい続けたり、落ち込みすぎたりするのは、心にも体にもよいことではありません。

あくまでも、必要なのは「ある程度」です。

◎心が押しつぶされるほど不安ならジャーナリングをする

過去や未来について、心が押しつぶされそうになるほどの心配や不安があって、辛くなったときは、対処が必要です。

そんなときは前述したジャーナリング（94ページ参照）をしましょう。

いまの不安な気持ちを書き出すことで、何をすれば良いかが見えてきたり、不安を手放すことができます。

誰かに話すのも効果があります。自分の思い込みや思い違いで勝手に不安になっているだけの場合もあります。

人に話すことで、「思い込み」や「思い違い」に気づけます。

私も不安なときは、娘や息子に話をして「いま」に自分を取り戻せました。

娘も息子も超現実主義者なので、冷静な意見を言ってくれるのです。その上、絶対に否定をしません。まずは「そうなんだ」という共感から始まります。まるで心理カウンセラーのようです。

看護師の国家試験は、娘の高校受験と同時期でした。看護学校と家事と子どもたちの塾の送迎で、なかなか試験勉強の時間が取れず、過去問を解いても間違ってばかりで不安になっているときに、

「どうしよう。全然覚えられない。間違ってばっかり。こんな調子だと、（看護師試

験に）受からないかもしれない。もっと早い時期から勉強しておけばよかった。奨学金も返さないとダメだし、資格が取れたところで、今さら私を雇ってくれる病院なんてあるのかな」

と娘に嘆くと

「そうだね。受験勉強って、なんでもっと早く始めなかったのかって思うよね。わかるわぁ。でもママは頑張ってきたよね。まだあと2週間もあるから、過去問3回は解けるよ。そしたら大丈夫。きっと受かるよ。受験もしてないのに、落ちたときのこと考えなくてもいいじゃん」

と言いました。女性は共感してほしい生き物です。その上で、娘が現状を冷静に話してくれるので、勉強しなかったという過去の後悔と受験に失敗という未来への不安から、「いま、ここ」に戻してもらえました。

看護師になってから、年下の主任に心が傷つくことを言われたせいで、翌日の勤務が不安なことを息子に話すと「そうだよね。そんな言い方はないよな。せめて今日は一緒にテレビ見て、笑ってからゆっくり寝よう」と言ってくれるのです。
翌日のことを不安に思って過ごすよりも、ずっと楽しい「いま」を過ごせます。

結論が出なくても、ただ共感してもらうだけ、不安な気持ちを聞いてもらうだけで、なんとなく落ち着けるものです。

誰もいないときは、飼っていた柴犬に話しかけることもありました。じっと私の顔を見てひたすら聞いてくれます。柴犬は絶対に反論しないし、ケチもつけないので、話すだけ話すとスッキリします。

自分の気持ちを言葉にして口から出すと、頭でグルグルと考えるよりも不安を手放すことができるようでした。話した後は「さあ、いまから晩ご飯の用意をしよう」と「いま」に戻ります。

自分を「いま」に引き戻す方法④

朝、気分の良くなる習慣を作る

不安な気分に引きずられず、できるだけ「いま」を大切にするために、朝、楽しめる習慣、気分が良くなる習慣を作りましょう。

朝、家族と言い合いになったり、寝坊してバタバタすると、その後仕事に行っても、普段気にならないようなことまでイライラしたり、いつも以上に疲れてしまう……。そんな経験はありませんか。

人はそのときの気分や感情に見合った情報や事柄に目を向けやすくなるものです。

オーストラリアのニューサウスウェールズ大学の研究では、楽しい映画やコメディ映画を見終わった人に実生活の状況について質問をすると、肯定的な回答をする傾向があったそうです。

いい気分になれば、気分のいい思考が生まれます。

なぜならば、人は気分の良いときには、物事のプラス面が見えやすくなり、前向きな判断をしやすいものだからです。逆に、気分が悪いときには、物事のマイナス面が見えやすくなります。

いま感じている気分と、記憶・思考・判断・行動は一致します。心理学では、これを「気分一致効果」といいます。アメリカの心理学者ゴードン・H・バウアーが提唱しました。

◎一日のスタートが一日の気分を左右する

毎日の生活で考えると、一日のスタートを気分良く過ごすことさえできれば、日中の思考が前向きになりやすくなります。すると、物事やトラブルに対しても柔軟に対応できるようになります。

過去の後悔や、未来の不安にも引きずられにくくなるでしょう。

1日のスタートである、朝の過ごし方次第で一日の気分が変わるのです。だから、朝がとても大切です。

おすすめは、朝、起きてから仕事を始めるまでの間に、楽しいことや自分をご機嫌にすることを習慣にすることです。

ゆっくりコーヒーを飲む、好きなものを食べる、お気に入りの音楽を聴くなど、どんなことでも構いません。

ポイントは、自分の気分の上がる楽しいこと、好きなことをあらかじめ決めておいて、毎朝行動に移すことです。

朝起きてから今日は何をしようかと考えても、なかなか行動に移せないものだからです。

好きなことですので、やり始めさえすれば、簡単に習慣化できます。とてもオススメです。

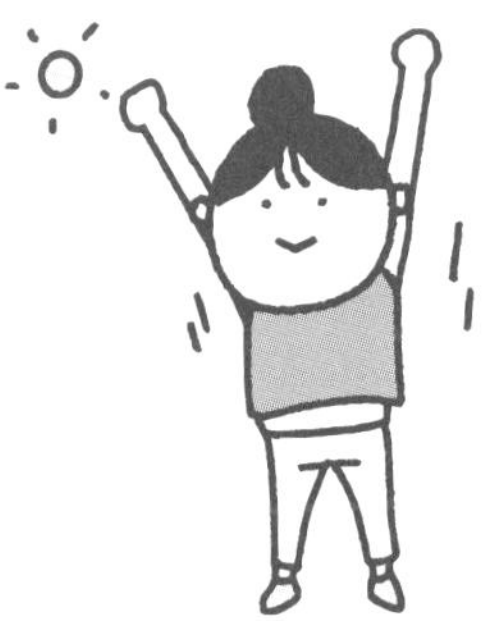

私は、朝起きたらベッドメイキングをして小さな達成感を味わい、その後、情報番組で大谷翔平君の活躍するニュースを観ることにしています。あの爽やかな笑顔と力強いスウィングを見るとスカッとします。

自分を「いま」に引き戻す方法⑤

朝目覚めたらカーテンを開け、日光に当たる

過去や未来に不安を抱えがちな人に、すぐにやってほしいのは、朝目覚めたら、カーテンを開けて、日光に当たることです。

日光に当たるとセロトニンが増えます。

セロトニンとは、脳を活発に働かせる脳内物質のこと。精神の安定や安心感や平常心を保ち、頭の回転を良くして直感力を上げる効果があります。

ひと言でいえば、セロトニンは心の安定にとっても良い、ということです。

セロトニンが不足すると、ストレスや疲労、イライラ、向上心の低下、意欲低下、不眠などに繋がります。心も落ち込みやすくなります。

特に、女性は男性よりもセロトニンが少ないといわれているため、セロトニンを増やすことを意識します。

セロトニン研究の第一人者有田秀穂氏の著者『心のストレスが消える処方箋』（宝島社）によると、次の行動もセロトニンを増やすそうです。

【セロトニンを増やす行動】

- リズミカルな運動（散歩やジョギング、筋トレやダンスなど）をする。
- 食事の際、咀嚼をしっかりする（きゅうりや大根のスティック、きんぴらごぼうなど噛みごたえのあるものを食べる）。
- 意識的な深呼吸をする。
- 人との触れ合いをする（ハグをする）。

◎トリプトファンを含む食材を食べる

有田氏によると、セロトニンの元になるトリプトファンを多く含む食事を心がけるのも効果的です。トリプトファンは必須アミノ酸です。体内で生成できないので、食事から摂る必要があります。

食べ物から摂取したトリプトファンは、日中は脳内でセロトニンに変化します。また、夜は睡眠を促すホルモンであるメラトニンに変化します。

つまり、トリプトファンを取ると、不眠症の改善にもつながります。積極的に取りたいものです。

トリプトファンを多く含む代表的な食べ物は、カツオ、マグロ、牛乳やチーズ、それから、豆腐や納豆、きな粉などの大豆製品、バナナなどです。

朝、バナナを食べるのもよさそうです。

セロトニンを増やすには、感情を動かすことも良いとされます。心が動く経験をしましょう。映画や小説、芸術や自然に触れるなどを心がけます。

私は自然とアートが好きなので、旅行に行く際にはアート作品が展示されている公園に行きます。大阪なら万博公園で太陽の塔を見たり、奈良の室生山公園では芸術の森を歩いたりします。

歩きながらアートを存分に楽しんだ旅のあとは、心がリフレッシュされるのを実感します。

あなたが朝1番にすることは？

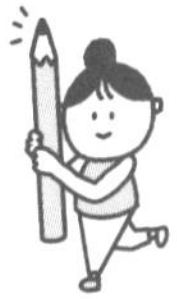

何をすれば気持ちよく過ごせますか？

6章

境界線を意識する

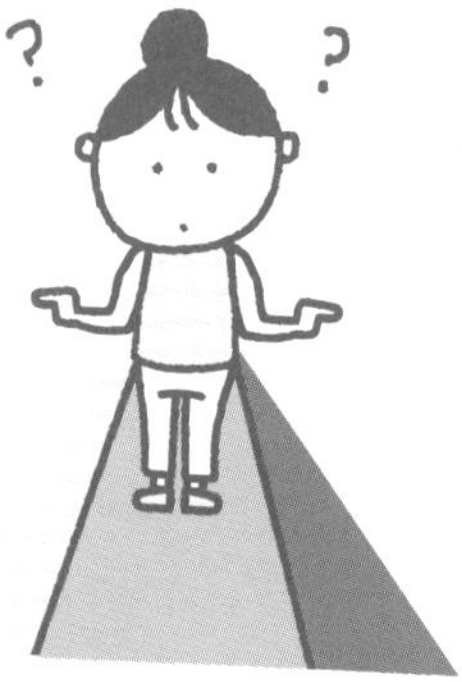

境界線で自分と他人の領域を分ける

心の回復力を上げる方法の４つ目と５つ目は、「境界線を意識する」と「自己決定をする」です。

まずは、「境界線を意識する」から見ていきます。

◎人はみな見えない「境界線」を持っている

人は誰もが目に見えない境界線を持っています。あるいは自分で境界線を引くことができます。

境界線は他者と自分を区別します。心理学では、自分と他人を区別することを**「バウンダリー（境界線）」といいます。**

リレーションシップセラピストのネドラ・グローバ・タワブ氏は『心の境界線』（学研プラス）の中で、境界線を「安心できる心地よい人間関係を築きやすくするため、期待と欲求を明確に示す行い」と定義しています。

相手があなたに対してどう接すればよいかの手がかりであり、相手があなたにどう接してほしいかを示す手がかりでもあるのです。

◎境界線は自分で守る

境界線は、ひとり一人が自分の周りをロープで囲んでいる姿をイメージするとわかりやすいでしょう。

境界線によって「自分が責任を持って守る領域」と「他人が責任を持って守る領域」に分けます。境界線は、自分がこれ以上は踏み込んでほしくないという、目に見えない垣根です。

たとえば、あなたの心や体、生活や人生などはあなたが責任を持って守るものです。家族や友人、その他の人の心や体、生活や人生はその人が責任を持って守るものです。

また、境界線は自分や他者を尊重する意味もあります。自分は自分、他者は他者であり、自分と他者は違う。違っていていいのです。

境界線を意識することで、自分の心が落ち込むのを防いだり、人間関係を円滑にできます。

本来、お互いの領域は、必要以上に立ち入ったり、責任を背負いこんだり、奪ったりしてはいけないものです。

ところが実際には自分の領域に他人が立ち入ったり、自分が他人の領域に入り込んだりすることはよくあります。

大人は、つい子どもたちの言動を制して、自分が正しいと思うことを押し付けてしまいがちですが、親子関係にも境界線は存在します。

上司と部下であっても、恋人同士や夫婦であっても、どんなに親しくても、愛してるとしても境界線はあることを意識しましょう。

◎境界線がゆるいと相手の領域に入っていきやすい

境界線のロープは、人によってゆるく垂れている人もいれば、しっかりとピーンと張っている人もいます。

境界線のロープがゆるい人は、人が自分の領域に入ってきてもあまり気にしません。そして、相手の領域にも入っていきがちです。

境界線のロープをしっかり張っている人は、領域に侵入されることに対処でき、相手の領域を侵すことにも敏感です。

たとえば、友人が失恋して落ち込んでいるとき、何度も「大丈夫?」「飲みに行こうよ、話を聞くよ」とLINEをするAさんがいるとします。

Aさんにしてみれば、自分が落ち込んでいるときは、「友だちからやさしく慰めてもらいたい」「話を聞いてもらいたい」と思うから、落ち込んでいる友人に連絡を取るのは常識だし、親切なことだと信じています。

でも、本当にそうでしょうか?

人によっては、「そっとしておいてほしい」と思う人もいます。友人がそっとしておいてほしいタイプだった場合、Aさんは、相手の境界に入り込んでいることになります。Aさんは、境界線がゆるいタイプといえます。

心の回復力が弱い人は、境界線がゆるいタイプの人が多いです。

境界線は5種類ある

バウンダリー（境界線）はおもに5つの種類があります。

- 体の境界線
- 感情的な境界線
- 時間の境界線
- 持ち物の境界線
- 性的な境界線

これらの境界線は人によって異なります。

5つの境界線についてみていきましょう。

●体の境界線

ひとつは、人との体の接触です。ハグをする、手を握る、あるいは、隣に座るときの相手との身体的な距離に関する境界線です。人によっては極端に近づかれるのを嫌う人もいます。

もうひとつは、自分の体と他人の体の状態です。自分と他人の体の状態は異なります。

たとえば、仕事が忙しかったり、子育てと仕事の両立で疲れているのに休めないことがあります。

周りの人は休みなしで大丈夫でも自分の体は他人とは違うのだから、他の人と同じようにできないこともあります。

●感情的な境界線

本心や心の奥底の感情を他者と共有する場合、どこまでにするかという境界線です。人間関係で自分が費やせる感情のエネルギーも含まれます。

たとえば「今朝の先輩、妙にイライラしてたけど、もしかして私、何かやらかした？」

「お昼のコンビニのレジの人が不機嫌だったけど、私のせい？」

などと考えて、相手がイライラしているときに機嫌を直してもらおうと手を尽くす、人が怒っているときにその感情ばかり気にしてしまう……ことはありませんか。

相手の感情に引っ張られて、自分の感情（自分がどう感じているか）を大切にできないときは、境界線を上手に引けていないからです。

解決策としては、「人は人、わたしはわたし。他人の感情まで、知らんがな」と考えます。

自分の領域に踏み込んでくる人に対しては「これ以上は、踏み込まないでほしい」と言葉にして伝えます。

自分の感情を大切にして言葉にするということは、感情的な境界線を引くことになります。

●時間の境界線

自分の時間をどのように使うか、使いたいかです。

残業を頼まれたときに、自分としては「2時間までなら引き受けられる」とマイルールを作って相手に伝える（時間の境界線を引いておく）などです。

●持ち物の境界線

何を誰と共有するかの制限を設けることです。

例えば、自分のお金で買った物を家族が批判してくる、兄弟姉妹や友人が、勝手に自分の文房具や化粧品を使ったり、服を着たり、丁寧に扱わないなどがあります。

●性的な境界線

性的な接触に対する同意や心地良さについてのものです。

望まない性的な接触に限らず、長年連れ添ったパートナーとの関係にも適用します。

境界線がない人の特徴

人との境界線がない人には次のような傾向があります。

(1)仕事を一人で抱え込む（＝人に任せられない）。

(2)理不尽なことなのにＮＯが言えない。

(3)頼まれごとを何でも引き受けてしまう。

(4)相談されたり頼られたりすると必要以上に世話を焼いてしまう。

(5)人を喜ばせたくてたまらず、他者が満足するためであれば、自分が居心地悪くても我慢する。

結果として、いつも人に振り回されっぱなしになります。自分を犠牲にしていることに気づきません。

具体的に次のような行動をしていたら要注意です。

【境界線がない人のしがちな行動のチェックリスト】

□自分の仕事を後回しにしてまで他人の仕事を手伝う。

□みんながやりたがらない役割を引き受ける。

□会社から課された売上目標が達成できなかったとき、実際は達成するのが難しい売上目標を課した会社のやり方に問題があったかもしれないのに、「能力や努力が足りなかった自分のせいだ」と自分を責める。

□家族や友人同僚など自分以外の人がトラブルを起こしたとき、自分のことのように責任を感じてしまって落ち込む。

□進路や職業、結婚などで家族の期待に応えられなかったとき、実際は勝手に期待をした家族に問題があるのに「家族の期待に応えられなかった自分はダメだ」と自分を責める。

なぜ、自分を犠牲にしてまで相手を優先してしまうのか。

その心の奥底には、相手から好かれたい気持ちがあります。

だから、相手に従わなければ拒絶されるのではないかと恐れ、断るのが苦手になっていたり、相手に「こう思われているだろう」「こんな自分は嫌われるだろう」という勝手な思い込みをしてしまうのです。

すると、相手の気持ちを深読みしたり、先回りしたりして、気を使いすぎて、相手の一挙手一投足に振り回されてしまいます。

逆に境界線が上手に引けると、自分の価値観や優先事項がわかり、犠牲にすることがなくなります。

境界線は、人を追い払ったり、相手をコントロールするものではありません。自分のスペース、信念、自尊心など、自分にとって価値のあることを明確にするものです。

そのような価値観を明確にして相手に伝えると、自分軸で生きることができ、自分自身の気分が良くなり、他人との人間関係も改善されるのです。

◎境界線を上手に引くためには「境界線を意識する」

では、どうすれば、境界線を上手に引けるようになるのでしょうか。

基本的に大切なのは、繰り返しになりますが、「境界線を意識する」ことです。

人とコミュニケーションをする中で、落ち込んでしまうことを感じたら、「自分と相手は別の人間。別の価値観や考えを持っている」ことを思い出してください。

モヤモヤすると感じたときには一度立ち止まって、

「今、私は相手の領域に入っているのかも」

「今、私の領域は相手に入り込まれているのかも」

と考えてみましょう。

次の項目から境界線をうまく引くコツを見て行きましょう。

境界線を上手に引く方法①

「アサーティブに断る」を身につける

人から何かを頼まれたとき、本当は嫌なのに断り切れず、「いいよ」と返事をしてしまって、あとで大後悔。あるいは、きつく断りすぎて、相手との仲が険悪になってしまった……。

そんな経験はありませんか。

相手も自分も傷つけずに、上手に断って、境界線を上手に引きましょう。

アサーティブ・コミュニケーションでアサーティブに断ることを身につけると、相手も自分も傷つかずに済みます。

※「アサーティブ・コミュニケーション」とは……相手も自分も尊重しながら、自己主張する、コミュニケーションの方法。

「難しそう」と感じるかもしれませんが、やり方があり、それを覚えてしまえば、かんたんです。

【アサーティブにNOというステップ】

❶感謝を伝える。

例「お誘いいただいて、ありがとうございます」

❷「断る」ことに対して謝罪する。

例「申し訳ありませんが…」「すみませんが…」「ごめんね」

❸断る理由を簡潔に伝える。

例「その日は先約があって」「自分のことは自分で決めたいので」「同じものを持っているので」

❹できないことをはっきり伝える。

例「とても無理です」「言う通りにはできません」「受け取ることはできません」

❺代替え案を示す。

例「別の日に1時間でしたら対応出来ます」「貴重なご意見として受け取っておきます」「お気持ちだけ頂いておきます」「またの機会にお願いします」

私も、新人看護師のとき、人の役に立ちたいとか嫌われたくないとか思っていたせいで、誰かに何かを頼まれると断れず、次から次へと用事を頼まれて、自分の仕事が業務時間内に終わらずに残業の日々でした。同僚や先輩からのお願いを断ると、仲間外れにされるのではないかという不安と恐怖があったのかもしれません。

あるとき、「NOと言えるアサーティブコミュニケーション」というセミナーを受講しました。そこでコミュニケーションの中には「断る技術」（前ページに記載している順番に伝えること）があることを学びました。

そして、断ることは悪いことではないことも。

何かを頼まれて断ったから嫌われると思うのは、私の思い込みです。

もしも逆の立場で、私が何かお願いしたときに断られたとしても、「それなら仕方がない」と思えば、相手を嫌うことはありません。

きつい言葉や横柄な態度で断られると嫌な気持ちになりますが、こちらが納得できる理由があって、誠意ある態度で断られたら、「そういうこともあるよね」と思えます。

断るときは、申し訳ないという気持ちと、代替え案が大切です。

例えば、同僚に飲み会に誘ってもらったときも、アサーティブに断るステップを踏み

❶感謝を伝える「誘ってもらってありがとう」

❷断ることに対して謝罪する「申し訳ないのですが」

❸断る理由を簡潔に伝える「子どもの塾の送迎があるので」

❹できないことをはっきりと伝える「行けません」

❺代替え案を出す「年末の忘年会には参加しますね」

と伝えると、同僚は「そうですか。残念ですね。また今度行きましょう」と言ってくれました。

断り方にもコツはありますが、断っても嫌われないし大丈夫なんだとわかると安心することができます。

境界線を上手に引く方法②

自分のことは自分で決めるようにする

人は、1日に35,000回も決断しているそうです。ケンブリッジ大学のバーバラ教授の研究では、食事に関するだけで2,267回、車の運転中は1・7㎞につき200回以上決断しているとのことです。

境界線を上手に引けるようになると自分のことを自分で決められるようになります。そして、自分で決められるようになると幸福感が上がります。

2018年、神戸大学社会システムイノベーションセンターの西村和雄特命教授と同志社大学経済学研究科の八木匡教授が国内2万人に対するアンケート調査をしました。

その結果、所得や学歴よりも「自己決定」が幸福感に強い影響を与えることがわかったそうです。（西村和雄・八木匡『日本経済の成長と生産性向上のための基礎研究』独立行政法人経済産業研究所より）

幸福感が上がると、心の回復力にも影響します。

◎そもそも人は自分のことは自分で決めたい

人は「自分の行動や選択を自分で決めたい」という欲求が邪魔されると、無意識に抵抗したくなります。これを心理学では「心理的リアクタンス」といいます。

たとえば、勉強しようと思っていたときに親から「ゲームばかりしないで勉強しなさい」と言われて、「今やろうと思ってたのに……」とやる気がなくなった経験はありませんか。

人は自分のことは自分で決めたいのです。

◎一度決めたら結果がどうあれ「ベストな選択だった」と信じる

とはいえ、厄介なのは「決定回避の法則」というものも持ち合わせていることです。心理学者バリー・シュワルツ氏は著書『なぜ選ぶたびに後悔するのか』（武田ランダムハウスジャパン）の中で次のように語っています。

「選択肢が増えれば増えるほど、より良い選択肢があるのではないかと考えて、人々の満足度が低下する」

彼の研究によると、あらゆる選択肢の中で、「最高のものが欲しい」と考える人が一定数いる一方で、ソコソコの選択肢で手を打って満足する人もいることがわかりました。

常に最高のものを手に入れようと考えていると、決められないだけでなくどうしても現状に満足できなくなります。

一度選択したのに「もっと良いものがあったのでは？」と考えてしまい、現状が不幸に感じられます。

だから、一度選んだら、もうその選択を後悔しないほうが良いのです。

自分が選択した時点では、それがベストだったと考え、他にもっと良いものがあったはずだなどとは考えないことをバリー氏も勧めています。

そうしないと幸せが遠ざかってしまうからです。

◎決められない人は「自分で決める」小さなトレーニングから始める

小さな頃から親に自己決定をさせてもらえなかった人は、自分で決めることができません。

たとえば、スーパーでお菓子を買うときに「ねるねるねるね」（クラシエの知育菓子）や、ひもQ（明治の果汁グミ：現在は生産終了）など遊びながら食べるお菓子を選んだりチョコレートを選んだときに、親から「それじゃなくてこっちにしなさい」と動物クッキーを渡された。

小学校に入るときの文房具で流行りのキャラクター物を選んだときに「それじゃな

くてこっちにしなさい」と定番商品を渡された。

進学するときに自分で選んだ学校を「そこじゃなくて、こっちの学校にしなさい」と違う学校を勧められた。

など、自分で選ぶ機会をことごとく否定され、奪われてしまうと、自分で決めることができません。

そんな人は、日常の小さなことを決める練習からすると良いでしょう。

今日のデザートは「コンビニでハーゲンダッツを買う」。

明日のプレゼンには「この資料を使う」。

週末には「スタバで新商品を飲む」。

些細な自己決定を経験していけば、自分で決められるようになります。

そして、自分と他人の境界線も意識しましょう（178ページ参照）。

「これは自分が守る領域だから自分で決める」と思えるようになります。

境界線を上手に引く方法③

自己チューぐらい自分ファーストになる

境界線を上手に引きたいのなら、「自分を大切にする」と決意しましょう。前述したセルフコンパッション、覚えていますか？

他人にはやさしい言葉をかけたり、思いやりを示したりするのに、なぜか、自分のことは、いたわるのを忘れてしまうときがあります。

いますぐ「誰よりも自分自身を大切にする」と決意しましょう。

自己中心的（自己チュー）と思うくらい自分ファーストで自分を大切にしていいのです。

韓国で120万部のミリオンセラーになった精神科医のユン・ホンギュン氏著『どうかご自愛ください』（ダイヤモンド社）には次のように書かれています。

「とても気が利いて献身的な人が学校で無視されたり会社で仕事を押し付けられたり

する。（中略）他人に気使いしすぎると自分が傷つく世の中だ。だから『いつでも自分自身を1番に考えなさい。自分勝手と思っても利己的に判断し、行動しなさい』とアドバイスする」

結果がどうであれ、自分が決めたことだと自分で納得する。

人のせいにせず、主体的に考える自分の価値観や気持ちを大切にすることができれば、自分と人との区別ができますし、自分軸で考えられます。

他人に振り回されてさらに落ち込んでしまうのなら、少々自己中心的でも良いと思います。

本当に自己チューな人こそ自分の喜ばせ方を知っているし、自分が幸せでいられる状態を知っているので、自分で自分の機嫌を取れます。すると、人に自分の感情をぶつけることもなく、本音を素直に表現できるようになります。

自分の世界での主人公は紛れもなく自分自身です。自分しかなりえません。そのことを忘れないでほしいと思います。

境界線を上手に引く方法④

第3の居場所を持つ

第3の居場所とは、サードプレイスとも言われ、自宅や学校（職場）とは別の居心地のいい場所です。例えばカフェ、公園、スポーツクラブや習い事、趣味の場所など仲間と集う場所などがあります。

ストレスが多い現代社会において、ストレスから解放され憩うことのできる場所の重要性を、アメリカの都市社会学者レイ・オルデンバーグが提唱して注目されています。

アメリカは車社会で、家と職場を往復する生活に追われてしまっています。ヨーロッパではパブやカフェが飲食目的のみでなく、人が自由に交流する場として重要な役割を果たしているそうです。

パリ在住の作家でミュージシャンの辻仁成さんも、カフェやパブでの人との繋がりが大事だと主張しています。コロナのときに支え合う仲間がいるからこそ、辛い時期を乗り越えられたとウェブマガジンやSNSで発信していました。

脳科学的にも、人の脳は人とつながることで幸福感と安心感を得るのだと言われています。人とつながることで、幸せホルモンであるオキシトシンが出るからです。

◎第3の居場所は世界中にある

家や学校（職場）で辛いことがあったとしても、別の場所で癒されることができたなら、それは心の回復に役立ちます。

学校や会社で嫌われていて、友達が一人もいないという人もいるかもしれませんが、そんな場所にこだわらなくても、居場所は世界中にあるのだと気づいてください。

私の次男は、田舎の公立の小・中学校で、1クラスしかありませんでした。クラスの中で、だれかと喧嘩したり、言い争いになると、気まずい雰囲気になり、そこにいるのがつらいと話していました。

学校で嫌なことがあっても、別に居場所があれば、なんとかやり過ごせるかもしれないと、小学3年生のときにはスイミングスクールに、5年生からは塾に行くようになりました。それぞれの場所で友達もでき、適度にストレス解消もできたと思います。

高校に進学後も、部活の他にテニススクールや塾といった学校や家以外の場所の確保は続けました。大学に入学後は、さらにバイト先も加わり、サークルやゼミなど、どんどん居場所も友人も広がりました。

社会人になれば、もっと自由に広げていけるでしょう。

◎人は「人とつながりたい」と思う生き物

人は人とつながりたいと考えます。一説によれば、生存するためには、誰かとつながっていることが不可欠だったからといわれます。

便利な世の中になって、ひとりでも生きていけそうに思えるのに、やはり人と繋がりたいと思ってしまいます。

ハーバード成人発達研究では、75年以上前に「何が人々の幸せで、健康な暮らしにつながるのか」を調査し始めました。

この研究の現在の責任者である、アメリカの精神科医ロバート・ウォールディンガー博士らは、健康や幸福には、良い人間関係が重要であり、基盤であることを明らかにしています。

研究プログラムの副責任者マーク・シュルツ（Marc Schulz）氏と共同執筆した最新の著書『The Good Life』には、

「人間関係はストレス緩和剤のようなものです。からだを落ち着かせ、（ストレスによる）闘争、逃走反応から抜け出させ、安定した状態に戻してくれるからです。それが私たちの仕組みです」と書かれています。

私たちは誰かとつながりたいと思うのが自然なのかもしれません。

SNSのハッシュタグをみれば「〇〇な人とつながりたい」という言葉が溢れています。

家庭で、学校や職場で、誰かと良好な人間関係でいたいとまでは思わなくても、自分のことをわかってくれる人がいて、安心して過ごす場所が欲しいと思ったり、そんな場所について悩む人は多いのかもしれません。

◎第3の居場所は「ひとりで落ちつける場所」でもいい

こんな風に書いてくると、居場所と仲間はセットなのかなと思うかもしれませんが、決してそんなことはありません。

居場所には、仲間と一緒でもいいし、ひとりでもいい。サードプレイスは必ずしも誰かと一緒にいる必要はありません。誰かと一緒にいると気疲れしてしまう人は、ひとりで静かに過ごすのも良いのです。

私の第3の居場所は温泉であり、「ひとりで過ごす派」です。

疲れたときにはスーパー銭湯に行きますし、研修で出張があると宿泊場所の近くで温泉を探してひとりでつかりにいきます。

露天風呂では「はぁ～気持ちいい」とか「ふぅ～あったまるぅ」とか言いながら、

空を眺めたりしています。青い空を流れる白い雲や満天の星空を眺めていると心が落ち着きます。

自然も好きなので、神社やお寺にもよく行きます。ベンチに座って、ご神木を眺めたり、頬を撫でていく風にあたりながら空の雲の動きをぼんやりと眺めたりしていると、なんとなく気持ちも落ち着くような気がします。

海のない奈良県に住んでいるので、海辺に行くとテンションが上がります。波打ちぎわで波の音を聞くも良し、凪の静かな海を眺めるのも良し、潮の香りに癒されます。

◎無理に誰かといる必要はない

ひとりで過ごすのは、寂しくありませんか？　孤独感に押しつぶされそうになりませんか？　と聞かれることがあります。

たしかに、ひとりでいる孤独もあります。でも、誰かといても孤独は感じます。

私が結婚をした当初は、夫の両親と同居していました。

その上、夫の姉や義母の兄弟姉妹が新興宗教をしていたこともあり、よく集まってお経をあげていました。

熱心に勧誘されましたが、私には信仰心がなく、中途半端に入信することはできないので、お茶を出したり、食事の用意をしたりしていましたが、何となくその家族の「空気感」に馴染めなくて、私には居場所がないという感覚を持つようになりました。

表面的には仲良くしたいと思っていても、本心では理解できないこともあり、私自身が夫の家族を受け入れていなかったからかもしれません。


その後、３人の子どもに恵まれたものの離婚。

子どもたちを養育するために看護師になろうと決意して看護学校に通いました。

学校は厳しく辛い看護学生時代でしたが、家という居場所に愛する３人の子どもたちがいてくれたおかげで乗り越えられました。

大切なのは、隣に人がいるかいないかではなく（誰でもよいわけではなく）、一緒にいると落ち着ける人なのかどうかだと思います。

自分を責めたり、辛くなったりしたときには、「温泉という自分の居場所に行く」と決めたときから、ひとりの時間を楽しめるようになりました。

第3の居場所を持っておくことがとても大切だと実感しました。

50歳を過ぎて、心について学んでいく中で、やっと人との距離感をつかめるようになりました。それまでは、近づきすぎて痛い目にあったり、離れすぎて孤独になったりしていたのです。

「あなたのために」という人は損得勘定で近づき、心にもないお世辞を言ったり、お金を引き出そうとしたり、平気で裏切ったりします。

だからといって、裏切られたり、嫌われたりすることを恐れて距離をとりすぎれば、いつまでも孤独から解放されません。

ある心理の先生は、「よい人間関係は、『お土産』を渡しあえる関係だ」と教えてくれました。お土産とは、相手にとってプラスになる物質的なことや精神的なことです。

たとえば、相手が好きなことについての話、優しい言葉、ちょっとしたプレゼント、もちろん地方に行ったときのお土産もありで、渡したときに相手が「嬉しい」「楽しい」「助かった」など、心が喜ぶものです。お互いに相手のことを思ってお土産を渡しあっていくうちに、本当の友達になっていくのだそうです。

片方だけが、一方的にお土産を渡すだけでは友達とは言えないのです。

私は、心を学ぶ講座で一緒になる人が好きな作家の本を読んで、感想を言い合ったり、喜びそうな地方のお土産を買ったり、落ち込んでいるときには、ゆっくりと話を聞いたりしました。

その人も、私にお土産をたくさんくれました。

相手にとって何がお土産になるかを考えることは、相手を理解しようとすることです。

アンガーマネジメントについて学ぶ過程の中でも、目標に向かって一緒に練習したり、フィードバックをしあったり、イベントや勉強会を開催する中で、人に言えないような苦労をともにしたりがあって、お土産を渡しあえるようになると、ようやく友と呼べる人とも出会えました。

いまは「気が許せる友達がひとりもいない」と思っていても、思わぬところで出会いがあるかもしれません。

ただ、だからといって、友達は無理して作らなくてもいいです。まずは、自分の安心できる逃げ場所を考えておけばよいと思います。

そこで落ち込んだ心を回復させて、また明日も生きていける力が湧いてくれば、それで十分なのではないでしょうか。

あなたはどんなときに幸せを感じますか？

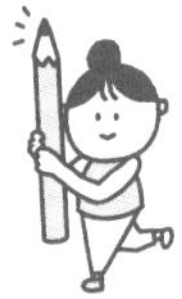

エピローグ

最後まで読んでくださり、ありがとうございます。

私は、ときどき無性に孤独になったり、不安になったりするときがあります。なぜか、いつも夜です。

自分にはない何かを持っている人（才能だったり、お金だったり、幸せな家庭だったり、いろいろです）を思い出したり、自分ばっかり損をしているなどと思ったとき。子どももいるし（みんな遠方に住んでるけど）、両親もまだ生きているし、少ないながら友だちもいるけど、この世界にたった一人になったような気分になってしまいます。

誰かにわかってほしい。「うんうん、そうよね」と黙って聞いてほしいし、そばでやさしくしてほしい。

でもそんな人はいないし、いたとしても、あとで「あんなこと言ってしまったけど、何て思ったかな」と考えて、後悔したり、ひとり反省会をして余計に落ち込んだりするかもしれません。

めちゃくちゃ孤独で不安だけど、誰にも会いたくないし、何も話したくない。アンビバレント（相反する気持ちを同時に持つこと）な自分が、さらに孤独に感じて無性に寂しくなるのです。

そんなときは、アマゾンプライムビデオやネットフリックスでちょっと笑えるバラエティーを見たり、感動して泣ける映画を観たりして、現実逃避をします。

私の防衛手段です。いつまでもグルグルと不安と戦っていても何も解決しないし、どうせ同じ時間を過ごすなら、不安にさいなまれるよりも笑っていたいと思うのです。

問題は何も解決しませんが、観終わったときには、「まぁ、いいか」の気分になっています。

精神科病棟の看護師をしているときに、鬱や適応障害などで入院してくる人たちがたくさんいました。私みたいに逃げることができない真面目な人たちだったように思います。

もっと早くに、逃げることができたり、誰かに話すことができたりしたら良かったのかもしれません。

そこまでひどくなくても、落ち込んだとき、悩んだとき、心が弱ったときに、自分で何とかできる（セルフケアができる）と、早い段階でいつもの自分に戻ることができるのではないかと思います。

ちょっと落ち込んだときに、すぐに元の自分に戻れるように心の回復力を使えるならば、落ち込むことも怖くなくなります。

落ち込んでも大丈夫。どうせ戻れるから。ときには、落ち込んだ自分を忘れるくらいに心が弾む日もやってくるものだから。

まずはひとつから。これならできそう、やってみようと心が動くひとつから試してください。

「まぁ、しょうがないな」と思えて、それ以上落ち込まなくなったり、自分の本当の気持ちに気づいて、自分を大切にするきっかけになればよいと思ってこの本を書きました。

◎自分の気持ちと向き合ってあげてほしい

言葉はとても難しいと感じます。人が話すことを聞いたり、本を読んだりは簡単にできるけど、自分の気持ちや感情を言葉にして表すのは難しいです。

他人のことは理解できるのに、自分のことを理解してもらえるように伝えることは難しい。何よりも自分が自分の気持ちを理解できていないことも多いのではないでしょうか。

ムカついた。悲しかった。裏切られたように感じて寂しかった。本当は大切にしてもらいたかった……。

ゆっくり考えないと、心の奥底にある自分の気持ちを言葉にできません。逆に言葉にできないから、自分の気持ちがいつもモヤモヤしてしまうのかもしれません。

本書が、ゆっくりと自分に向き合う時間を持つきっかけになれば嬉しく思います。気になるページから開いて、できることから始めてみませんか。あなたが心の回復力を持ち、笑顔で過ごす日々が多くなることを願っています。

最後に、私を講師として育ててくださった有限会社志縁塾の大谷由里子様、島田守社長に深く感謝いたします。頭の中を整理して文章にすることはさらに難しく、そんな私のそばで寄り添ってくださった小川真理子様、出版企画について丁寧な指導をしてくださった古川創一様、堤澄江様、どうしても心の回復力の本を出したいという私の熱意をくみ取って出版の機会をくださったKKロングセラーズの真船壮介副社長、富田志乃編集長には感謝の気持ちでいっぱいです。いつも細やかなアドバイスをいただき、ありがとうございました。

そして、どんなときも私の応援をしてくれて、背中を押してくれる子どもたちと両親にも感謝しています。ありがとう。

２０２４年１月27日

上野恵利子

●参考文献

『キラーストレス　心と体をどう守るか』（NHKスペシャル取材班／NHK出版社）
『不安な心の癒し方』（ロバート・L・リーヒ、八木由里子訳／アスペクト）
『「不安」があなたを強くする　逆説のストレス対処法』（堀田秀吾／日刊現代）
『精神科医が教える病気を治す　感情コントロール術』（樺沢紫苑／あさ出版）
『心理学大図鑑』（キャサリン・コーリン他、小須田健 訳、池田健 用語監修／三省堂出版）
『心のストレスが消える処方箋』（有田秀穂／宝島社）
『心の境界線　穏やかな自己主張で自分らしく生きるトレーニング』（ネドラ・グローバー・タワブ、山内めぐみ 訳／GAKKEN）
「日本経済の成長と生産性向上のための基礎研究」（西村和雄・八木匡／独立行政法人経済産業研究所）
「心理的リアクタンス理論」（深田博己／広島大学教育学部紀要 第一部）
『なぜ選ぶたびに後悔するのか―「選択の自由」の落とし穴』（バリー・シュワルツ、瑞穂のりこ 訳／武田ランダムハウスジャパン）
『どうかご自愛ください　精神科医が教える「自尊感情」回復レッスン』（ユン・ホンギュン、岡崎暢子 訳／ダイヤモンド社）
『グッド・ライフ　幸せになるのに、遅すぎることはない』（ロバート・ウォールディンガー、

マーク・シュルツ、児島修 訳／辰巳出版）
『サードプレイス― コミュニティの核になる「とびきり居心地よい場所」』（レイ・オルデンバーグ、忠平美幸 訳／みすず書房）
『自分を思いやるレッスン～マインドフル・セルフ・コンパッション入門』（岸本早苗／大和書房）

上野 恵利子（うえの・えりこ）

大阪府出身。公認心理師・看護師・一般社団法人日本アンガーマネジメント協会公認講師・心匠セラピストシニア。41歳で手に職無し慰謝料なし養育費なしで離婚。一念発起して離婚と同時に看護学校に入学。3人の子どもを育てながら精神科看護師として13年、延べ3,200人の患者さんと関わる。心の回復力を高めることができれば、入院する人が減るのではと考えるようになり、在職中2014年からアンガーマネジメントとブリーフセラピーを中心とした心理学を学び、更には内科クリニックにも勤務して心と体の健康について学びを深める。現在は病院や企業、教育機関で研修や講演、個人にカウンセリングなどを行っている。

(株)信用交換所の企業内報で6年間「心の処方箋」というコラムを連載中。日総研「主任看護」コラム連載。フジサンケイビジネスアイにコラム掲載。主な研修先は、病院、看護協会、歯科医院、福祉施設、介護施設、幼稚園、小学校、中学校、高校、大学、進学塾、行政書士会、社労士事務所、税理士事務所、商工会連合会、運輸会社、その他中小企業など。

X（旧Twitter）：@ Hanako624
ホームページ：http://ikaritowarai.com/
Ameblo：https://ameblo.jp/goodbye-iraira

しんどい毎日を手放す
「心の回復力」の高め方

著　者　上野 恵利子
発行者　真船 壮介
発行所　KK ロングセラーズ
新宿区高田馬場 4-4-18　〒 169-0075
電話（03）5937-6803㈹
https://kklong.co.jp/
装丁　鈴木大輔・仲條世菜（ソウルデザイン）
編集協力　小川真理子（文道）
DTP 制作　佐古鮎子
印刷・製本　大日本印刷㈱
落丁・乱丁はお取替えいたします。※定価はカバーに表示してあります。
ISBN978-4-8454-2525-9 C0095　Printed in Janan 2024